Christoph Eismann
Nurlan Brimkulov
Natalya Larionova

Früherkennung der Höhenkrankheit durch Bioelektrische Impedanzanalyse

Christoph Eismann
Nurlan Brimkulov
Natalya Larionova

Früherkennung der Höhenkrankheit durch Bioelektrische Impedanzanalyse

Südwestdeutscher Verlag für Hochschulschriften

Impressum / Imprint
Bibliografische Information der Deutschen Nationalbibliothek: Die Deutsche Nationalbibliothek verzeichnet diese Publikation in der Deutschen Nationalbibliografie; detaillierte bibliografische Daten sind im Internet über http://dnb.d-nb.de abrufbar.
Alle in diesem Buch genannten Marken und Produktnamen unterliegen warenzeichen-, marken- oder patentrechtlichem Schutz bzw. sind Warenzeichen oder eingetragene Warenzeichen der jeweiligen Inhaber. Die Wiedergabe von Marken, Produktnamen, Gebrauchsnamen, Handelsnamen, Warenbezeichnungen u.s.w. in diesem Werk berechtigt auch ohne besondere Kennzeichnung nicht zu der Annahme, dass solche Namen im Sinne der Warenzeichen- und Markenschutzgesetzgebung als frei zu betrachten wären und daher von jedermann benutzt werden dürften.

Bibliographic information published by the Deutsche Nationalbibliothek: The Deutsche Nationalbibliothek lists this publication in the Deutsche Nationalbibliografie; detailed bibliographic data are available in the Internet at http://dnb.d-nb.de.
Any brand names and product names mentioned in this book are subject to trademark, brand or patent protection and are trademarks or registered trademarks of their respective holders. The use of brand names, product names, common names, trade names, product descriptions etc. even without a particular marking in this works is in no way to be construed to mean that such names may be regarded as unrestricted in respect of trademark and brand protection legislation and could thus be used by anyone.

Coverbild / Cover image: www.ingimage.com

Verlag / Publisher:
Südwestdeutscher Verlag für Hochschulschriften
ist ein Imprint der / is a trademark of
OmniScriptum GmbH & Co. KG
Heinrich-Böcking-Str. 6-8, 66121 Saarbrücken, Deutschland / Germany
Email: info@svh-verlag.de

Herstellung: siehe letzte Seite /
Printed at: see last page
ISBN: 978-3-8381-3749-0

Zugl. / Approved by: Halle/Saale, MLU, Diss. 2013

Copyright © 2013 OmniScriptum GmbH & Co. KG
Alle Rechte vorbehalten. / All rights reserved. Saarbrücken 2013

Inhaltsverzeichnis

		Seite
	Abkürzungsverzeichnis	3
	Referat	4
1	**Einleitung**	5
2	**Hintergrund der Studie**	8
2.1.	Akute Höhenkrankheit	15
2.2.	Grundsätzliches zum Aufbau des Interstitiums	18
2.3.	Erläuterung zur Bioelektrischen Impedanzanalyse	26
3	**Probanden und Methoden**	29
3.1.	Ziel der Studie	29
3.2.	Probanden	30
3.2.1.	Voraussetzungen für die Teilnahme	30
3.2.2.	Probandeneinteilung	30
3.3.	Untersuchungsmethoden und Auswertung	31
3.3.1.	Voruntersuchungen	31
3.3.2.	Untersuchung unter Hypoxiebedingungen	32
3.3.3.	Abbruchkriterien	33
3.3.4.	Quantifizierung der Akuten Höhenkrankheit	33
3.3.5.	Fragebogen der Studie	35
3.4.	Statistische Auswertung	35
4	**Ergebnisse**	37
4.1.	Gruppe1, Goldminenarbeiter	38
4.2.	Gruppe 2, Engiltschek-Gletscher	40
4.3.	Gruppe3, Elbrus	41
4.4.	Gruppe 4, Pik Lenin	44
4.5.	Gruppe 5, Hypoxiekammer	49
4.5.1.	Messung der transthorakalen Impedanz	52
4.6.	Gruppe 6, Kontrollgruppe	56
4.7.	Einzelfallbeispiele von Patienten mit Höhenkrankheit	59
4.7.1.	Probanden der Hypoxiekammer	59
4.7.2.	Fallbeispiele vom Pik Lenin	64
4.8.	Übersicht der wichtigsten Ergebnisse der Studie	65
5	**Diskussion**	66
5.1.	Schwierigkeiten bei der Durchführung	72
6	**Zusammenfassung**	75
7	**Literatur**	79
8	**Thesen**	82
	Danksagung	83

Meinem Freund Christian Podhaisky

(tödlich verunglückt am 16.08.2003 beim gemeinsamen Abstieg vom Ostgipfel des Pik Pobedy)

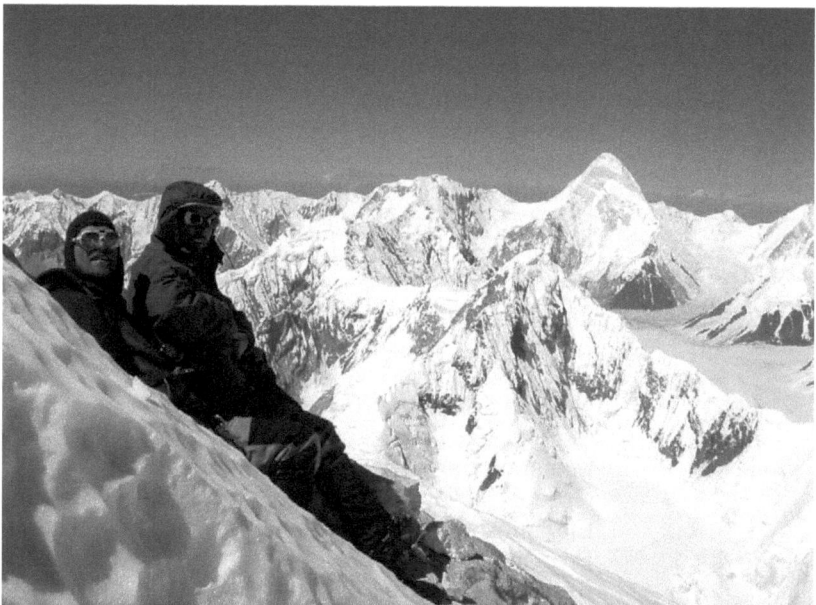

Letztes Foto von Christian (li.) und mir beim Abstieg vom Pik Pobedy mit Blick auf den Khan-Tengri.

Abkürzungsverzeichnis

Abb.	Abbildung
ACTH	Adrenocorticotrophes Hormon
ADH	Antidiuretisches Hormon
AMS	Acute Mountain Sickness (Akute Bergkrankheit)
ANP	Atriales Natriuretisches Peptid
ATP	Adenosin Triphosphat
BCM	Body Cell Mass (Körperzellmasse)
BIA	Bioelektrische Impedanzanalyse, Bioimpedanzanalyse
CBF	Zerebraler Blutfluß
DRV	Durchmesser des rechten Ventrikels
ECM	Extrazelluläre Masse
ECW	Extrazelluläres Wasser
GFR	Glomeruläre Filtrationsrate
HACE	High Altitude Cerebral Edema (Höhenhirnödem)
HAPE	High Altitude Pulmonary Edema (Höhenlungenödem)
HIF-1-α	Hypoxieinduzierbarer Faktor
HVR	Hypoxic Ventilatory Response (hypoxische Atemantwort)
ICW	Intrazelluläres Wasser
MRT	Magnetresonanztomographie
NT-pro BNP	N-terminales pro Brain Natriuretic Peptide
PAP	Pulmonary Arterial Pressure (Pulmonalarterieller Druck)
R	Resistance (ohmscher Widerstand)
RBF	Renaler Blutfluß
Tab.	Tabelle
TBW	Total Body Water (Gesamtkörperwasser)
VEGF	Vessel Endothelial Growth Factor (Gefäßendothel-Wachstumsfaktor)

Referat

Die akute Höhenkrankheit (Acute Mountain Sickness, AMS), das Höhenlungenödem (High Altitude Pulmonary Edema, HAPE) und das Höhenhirnödem (High Altitude Cerebral Edema, HACE) sind charakterisiert durch Veränderungen im Flüssigkeitshaushalt des Organismus. Die bioelektrische Impedanzanalyse (BIA) ist eine klinische Untersuchungsmethode zur Messung der Körperzusammensetzung und der Hydration.

Ziel:
Es soll mit Hilfe der BIA die Hypothese geprüft werden, dass ein nach Hypoxieexposition gemessener Abfall des ohmschen Widerstandes bzw. ein Anstieg des TBW mit dem Auftreten und der Schwere der akuten Höhenkrankheit, sowie einem Anstieg des Pulmonalarteriellen Druckes, dem Anstieg des Durchmessers des rechten Ventrikels und des NT-pro-BNP korreliert.

Probanden/Methoden:
Es waren insgesamt 289 Minenarbeiter und Bergsteiger als Probanden beteiligt. 10 der 289 Personen wurden als Kontrollgruppe in normobarer Normoxie untersucht. Die übrigen wurden während der Höhenexposition im Gebirge über mehrere Tage, oder in einer normobaren Hypoxiekammer über eine Nacht mit Hilfe der BIA untersucht. In der Hypoxiekammer wurde mit Echokardiographie die kardiale Funktion untersucht.

Ergebnisse:
160 Minenarbeiter zeigten während der Höhenexposition auf 3800m eine signifikante Verringerung des Gesamtkörperwassers (TBW) von 42.3 Liter (l) ± 7.3, an Tag 1 auf 41,0 l ± 6,8, $p < 0.001$ an Tag 5. Sechs Arbeiter mit AMS in der Anamnese verloren unter Höhenbedingungen signifikant weniger Flüssigkeit als die übrigen Teilnehmer: 0,39 l ± 0,97 vs. 1,31 l ± 1,9, $p = 0,008$ und lagerten am 5. Tag sogar mehr Flüssigkeit ein als zu Beginn (0,23 l ± 1,7), während die Gesunden ein TBW-Defizit von -1,4 l ± 1,7 zeigten, $p = 0,002$.

14 Bergsteiger, welche im Verlaufe der Höhenexposition am Elbrus an AMS erkrankten, wiesen im Vergleich mit 26 gesunden Bergsteigern mit Flüssigkeitsverlust einen signifikanten Anstieg des TBW von 45.3 l ± 6.2 versus 43.0 l ± 7.4 am Tag 1 auf 46.4 l ± 7.7 versus 41.7 l ± 6.7, $p = 0.002$ am Tag 5 auf.

Am Pik Lenin ergab sich von Tag 7 zu 8 ein signifikanter Unterschied zwischen 9 Probanden, die im Verlaufe der Expedition an AMS erkrankten (TBW-Anstieg um 2,2 l) und 11 gesunden Probanden, welche Flüssigkeit verloren (-2,28 l), $p = 0,009$.

In der Hypoxiekammer fanden wir eine signifikante Korrelation zwischen TBW und dem rechtsventrikulären Durchmesser DRV, $r=0,67$; $p<0,05$. Dagegen ergibt sich mit PAP keine signifikante Korrelation. Die Einzelfallanalyse zeigt bei 4 Personen einen gleichzeitigen Anstieg von TBW, DRV, PAP und NT-pro-BNP bei AMS, was die Hypothese (Korrelation von Anstieg des TBW mit Anstieg von DRV und PAP) stützt.

Zusammenfassung:
Die in dieser Arbeit beobachteten Unterschiede in der TBW-Dynamik zwischen gesunden Probanden, welche während der Höhenakklimatisation Flüssigkeit verlieren, und Probanden mit AMS, welche in großer Höhe signifikant mehr Flüssigkeit einlagern als Gesunde, unterstreicht die Aussagen anderer Autoren , welche ein Defizit in der Flüssigkeitsregulation während der Höhenakklimatisation bei AMS-Kranken beschrieben. Die BIA erweist sich bei kontinuierlicher transthorakaler Messung als zuverlässige Methode zur Frühdiagnostik der Höhenkrankheiten.

Eismann, Christoph: Früherkennung der Höhenkrankheit mit Hilfe der bioelektrischen Impedanzanalyse: Halle (Saale), Univ., Med. Fak., Diss.; 62 S.; Erscheinungsjahr 2012

1 Einleitung:

Etwa 40 Millionen Menschen reisen nach Schätzungen der WHO jährlich in hoch- oder extrem hoch gelegene Regionen der Erde. 420 Millionen Menschen leben und arbeiten ständig in Gebirgsregionen, davon 40 Millionen über 2500 m, 25 Millionen sogar über 3500m oberhalb Meereshöhe. Allein die nepalesische Statistik verzeichnete 350 000 Höhentouristen und Bergsteiger im Jahre 2000, 1982 waren es noch 24000. Jährlich versuchen 60000 Menschen, den Kilimandscharo zu besteigen. Pro Saison werden 250 Expeditionen am Mt. Everest registriert. Immer mehr Menschen wagen sich, mehr oder weniger physisch und mental vorbereitet, in Höhen über 7000 m vor. In dieser sogenannten „Todeszone" stellt die extreme Hypoxie im Zusammenspiel mit extremer Hypothermie, Hypoglykämie und Dehydrierung eine sehr ernste Bedrohung dar [2].

Risikofaktoren für die Höhenkrankheit lassen sich in zwei Gruppen einteilen: in äußere Faktoren, wie Aufstiegsgeschwindigkeit, Akklimatisationszeit, die durch Routenplanung beeinflußt werden können, und innere Faktoren, die das individuelle Akklimatisationsvermögen bestimmen. Diese zu Beginn der Höhenexposition zu prüfen, ist neben der sorgfältigen Routenplanung ein wichtiger Schritt bei der Prophylaxe der Höhenkrankheit [2].

Ziel der Höhenmedizin soll nicht sein, der kommerziellen touristischen Vermarktung der Bergregionen und dem Geltungsdrang des modernen Menschen den Weg zu ebnen, sondern nach Franz Bergholds Worten „die Grenzen des Lebbaren in dieser Welt von Sauerstoffmangel, Stürmen, Kälte und Unwirtlichkeit aufzuspüren, um die Gesetzmäßigkeiten herauszufinden, nach denen die Natur uns in diese Sphären einzudringen erlaubt, in denen wir Menschen biologisch an sich ja nichts verloren haben." [2]

1960/61 begann mit der Silverhut-Expedition von Sir Edmund Hillary und Griffith Pugh am Fuße des Rakpa Peak die gezielte klinische höhenmedizinische Forschung. Im Verlaufe eines neun Monate dauernden Höhenaufenthaltes auf 5800m wurde die Akklimatisation und Leistungsfähigkeit erforscht [2].

Als ein Schwerpunktgebiet der Forschung gilt bis heute die Erforschung des Flüssigkeitshaushaltes [12] während der Höhenexposition, da Höhenlungen- und Hirnödem (High Altitude Pulmonary Edema, HAPE; High Altitude Cerebral Edema, HACE), sowie die akute Höhenkrankheit (Acute Mountain Sickness, AMS) einen hohen Stellenwert beim Aufenthalt in großen Höhen einnehmen. Schon frühzeitig erkannte man, daß die akute Höhenkrankheit im Zusammenhang mit der Dynamik des Gesamtkörperwasser (Total Body Water, TBW) steht.

Es werden verschiedene stationäre Methoden zur TBW-Bestimmung angewendet:

- D_2O – Methode (Deuterium-Dilutionsmethode): Als nicht-radioaktiver Tracer wird deuteriertes Wasser eingesetzt; es lässt sich oral oder parenteral applizieren. Ca. 2 Stunden nach Gabe wird die Konzentration des Tracers mittels Gaschromatographie oder Massen-Spektrometrie im Urin und Blut ermittelt und auf das Ganzkörperwasser rückgeschlossen. Die extrazelluläre Flüssigkeit lässt sich selektiv mittels Bromid oder Sulfat ermitteln.

- "Dual-energy-X-ray-absorption" (DEXA): Ganzkörperscanner;
Fett, Muskeln und Wasser schwächen die Strahlen unterschiedlich ab. Aus der Abschwächung berechnet der Computer die Körperzusammensetzung. Diese Methode ist äußerst exakt, allerdings wenigpraxistauglich wegen des hohen Kostenaufwandes und der Strahlenbelastung. Überwiegend findet dieses Verfahren Anwendungbei wissenschaftlichen Frage-stellungen.

- Bioelektrische Impedanzanalyse [3,9]

Letztere Meßmethode kommt als periphere (Elektroden an Hand und Fuß) oder transthorakale Impedanzmessung zum Einsatz, z.B. in modernen Herzschrittmachersystemen mit kontinuierlicher Impedanzmessung.

Singh et al. zeigten 1977 unter stationären Bedingungen einen signifikanten Abfall der transthorakalen Impedanz bei 30 Probanden mit AMS nach Beginn der Höhenexposition auf 3650m bis zum Tag 4. Ein Proband dieser Gruppe entwickelte ein beginnendes Lungenödem und zeigte auf Meereshöhe eine Impedanz von 28 Ohm, auf 3650m nach passivem Aufstieg per Hubschrauber 26,4 Ohm. Am dritten Tag bei Lungenödem sank die Impedanz auf 23,3 Ohm. Nach 24 Stunden Therapie mit Sauerstoff stieg die Impedanz auf 25,9 Ohm und die Symptomatik verschwand. Nach Ende der Therapie kehrten die Symptome wieder, und die Impedanz sank um 6,6 Ohm. Nach Wiederaufnahme der Sauerstofftherapie stieg die Impedanz auf 27,5 Ohm im Verlauf von 24h und blieb fortan stabil. Ein weiterer Proband entwickelte auf 4300m Höhe ein Vollbild eines HAPE, ebenfalls mit deutlichem Abfall der Impedanz. Bereits damals vermutete Singh, daß durch kontinuierliche Impedanzmessung die Entwicklung eines Höhenlungenödems frühzeitig diagnostiziert werden kann [9].

Bisher gelang es jedoch noch nicht, ein effektives Monitoringsystem für den Flüssigkeitshaushalt, geeignet für den Einsatz unter Expeditionsbedingungen, zu entwickeln, um bereits im Vorfeld der Krankheitssymptome das Risiko für die akute Höhenkrankheit zu erkennen.

Letzteres soll Ziel dieser Arbeit sein. Mit Hilfe der bioelektrischen Impedanzanalyse wurden Minenarbeiter und Bergsteiger während des Aufenthaltes in Höhen von bis zu 6100 m untersucht, um den diagnostischen und den prädiktiven Wert zu prüfen.

2 Hintergrund der Studie:

Mit zunehmender Höhe verringert sich der Sauerstoffpartialdruck der Luft. Auf 5500m Höhe beträgt er die Hälfte, auf 8500m nur mehr ein Drittel des Druckes auf Meereshöhe.

Man unterscheidet verschiedene Höhenstufen über dem Meeresspiegel:

- „mittlere Höhen" (1500-2500 m), keine Akklimatisation nötig
- „große Höhen" (2500-5300 m), Akklimatisation ermöglicht langwierige Aufenthalte
- „extreme Höhe" (> 5300), trotz Akklimatisation nur kurzzeitiger Aufenthalt möglich

Die hypobare hypoxische Umgebung bewirkt einen komplexen, nahezu alle Organsysteme betreffenden Anpassungsprozeß, der bisher nur in Ansätzen verstanden ist. Eine entscheidende Rolle spielen dabei während der Akklimatisation die Fähigkeit zur Steigerung der Atmung (Hypoxic Ventilatory Response, HVR) und des Herzminutenvolumens als Sofortreaktion bei akuter Hypoxie [2], sowie, zeitverzögert, weitere Anpassungsvorgänge bei anhaltender Hypoxie, wie z.B. im Wasserhaushalt.

Ein erhöhter Ruhepuls und eine vergrößerte Blutdruckamplitude als Effekte der hypoxiebedingten Katecholaminausschüttung (sympatikotone Sofortreaktion) kennzeichnen in den ersten Tagen der Höhenexposition die kritische Anpassungsphase. Hier treten besonders häufig die akute Höhenkrankheit (AMS), das Höhenlungenödem (HAPE) und das Höhenhirnödem (HACE) auf [2]. Einige Tage später reagieren auch andere Organsysteme, sodaß der Ruhepuls allmählich wieder auf den Ausgangswert oder sogar darunter absinkt, was den Abschluß der Akklimatisation andeutet. Ein ungestörter Akklimatisationsprozeß wird von Hyperventilation und Polyurie, der „Höhendiurese", begleitet [2].

Diese dient der Ausschwemmung von Bikarbonat, welches bei Höhenexposition im Rahmen der renalen Kompensation der respiratorischen Alkalose, die durch die vermehrte Abatmung von Kohlendioxid bei Hyperventilation in großen Höhen entsteht, getriggert durch die Reaktion arterieller Chemorezeptoren in den Carotiskörperchen auf Hypoxie.

In mittleren Höhen setzt die Höhendiurese als Sofortreaktion ein, während in großer Höhe eine Zeitverzögerung beobachtet wurde [2].

Anhand früherer Studien zeigte sich, daß in den meisten Fällen in den ersten Tagen des Höhenaufenthaltes eine Abnahme des Gesamtkörperwassers auftrat, welche auch zu einer Verringerung des Körpergewichtes führte [3,4,12]. Bereits in den ersten 24 Stunden in 4500m Höhe kommt es zu einer Verminderung des Plasmavolumens um ca. 10%. Dieses Phänomen der Gewichtsabnahme in großen Höhen (>3500m) wird auf eine forcierte Diurese und auf physische Anstrengung bei inadäquater Flüssigkeits- und Energiezufuhr zurückgeführt. Im weiteren Verlauf kommt es zum Verlust von Körperfett, sowie nach mehreren Wochen zum zunehmenden Abbau von fettfreier Körpermasse (lean body mass; Muskelmasse) als Resultat einer negativen Stickstoffbilanz. Als Hauptursache der mangelnden Energiezufuhr unter Höhenbedingungen gelten neben Appetitverlust auch Durstverlust und Malabsorption, deren Ursachen bis heute noch nicht geklärt werden konnte. Außerdem wirken sich neben Hypoxie auch z.B. Kälte, psychische Belastung und technische Schwierigkeiten auf das Ernährungsverhalten aus. Schon 1961 erkannten Hillary und Pugh, während ihrer neunmonatigen Silverhut-Expedition auf 5800m, daß ein dauerhafter Aufenthalt in diesen Höhen nicht zu einer verbesserten Akklimatisation, sondern zu zunehmendem körperlichen Verfall führt. Selbst bei optimaler Akklimatisation und hochkalorischer Ernährung tritt oberhalb von 5000m eine zunehmende Verminderung des Körpergewichtes von bis zu 10% ein, wobei es sich zu rund 70% um Fett handelt [1]. Robinson et al. beobachteten bei ruhenden Probanden in Kälteexposition einen Anstieg der Sauerstoffaufnahme, die aus der Mobilisation und Verbrennung von Fettsäuren aus Fettgewebe resultiert [3].

Die Abnahme des Gesamtkörperwassers (TBW) unter Höhenbedingungen gilt als eine physiologische Anpassungsreaktion, da eine parallele Abnahme des Plasmavolumens eine größere Sauerstofftransportleistung des Blutes bewirkt [3,8,15]. Von einzelnen Autoren wird eine Abnahme des Plasmavolumens von bis zu 21% beschrieben [14], welche bereits in den ersten Stunden des Höhenaufenthaltes beginnt und über mehrere Wochen bestehen bleiben kann, um dann wieder auf die Kontrollwerte vor dem Höhenaufenthalt zurückzukehren [3,8,14].

In großer Höhe wird die Reduktion des TBW vor allem durch die Steigerung der Diurese und des Flüssigkeitsverlustes über die Haut (perspiratio sensibilis und perspiratio insensibilis) und die Atmung hervorgerufen. Vermehrtes Trinken kann den Flüssigkeitsverlust nicht vollständig verhindern [1]. Das Schneeschmelzen zur Trinkwassergewinnung führt in großen Höhen in der Regel zu einer verminderten Salzaufnahme. Kälte führt über die normale physiologische thermoregulatorische Antwort zur peripheren Vasokonstriktion, wodurch vermehrt Flüssigkeit in den zentralen Kreislauf eintritt, was wiederum die Exkretion von ANP anregt mit der Folge der Salz- und Wasserelimination über die Niere, der Kältediurese [1].

In Höhenlagen über 3500m sind periphere Ödeme ein häufiges Phänomen. Hannon et al. beobachteten, daß Personen, die nicht von einer akuten Höhenkrankheit betroffen waren, in der Regel ein konstantes Gesamtkörperwasser aufwiesen (14), was ihn zu der Hypothese leitete, daß für das Auftreten der akuten Höhenkrankheit Flüssigkeitsumverteilungen zwischen dem extra- und intravasalen Kompartiment ausschlaggebend sein könnten. Somit war dem Interstitiums eine bedeutende Rolle als

Volumenspeicher bei Höhenaufenthalt zugeschrieben worden. Ein Ausbleiben der sog. „Höhendiurese" mit Salz- und Wasserretention, sowie Flüssigkeitsverschiebungen von intra- nach extravasal führen bei mangelnder Akklimatisation zu den typischen Symptomen der Bergkrankheit [6]. Dabei scheinen humorale Faktoren eine wichtige Rolle zu spielen. Es kommt zu einer Aktivierung des Renin-Angiotensin-Aldosteron-Systems, sowie zu einem Anstieg von Noradrenalin und ACTH.

Personen mit guter Höhenanpassung weisen während der Akklimatisation eine verminderte Aldosteronkonzentration bei kaum verändertem Atrialen Natriuretischen Peptid (ANP) sowie kaum verändertem oder gar erniedrigtem Antidiuretischen Hormon (ADH) auf, was zu einer ausgeprägten Höhendiurese führt. Im Gegensatz dazu zeigen Personen mit AMS-Prädisposition oder manifesten AMS-Symptomen deutlich erhöhte Aldosteron- und ADH-Plasmakonzentrationen, welche bei physischer Belastung noch zusätzlich ansteigen. Dadurch wird die Harnausscheidung vermindert, was möglicherweise die Höhenödembildung begünstigt [2].

In großen Höhen (> 3500m) sinkt bei gesunden Personen der renale vaskuläre Widerstand, als Resultat steigt die Glomeruläre Filtrationsrate (GFR) und der renale Blutfluß (RBF). Der genaue Mechanismus ist noch nicht bekannt. Der Einfluß von Adenosin, NO und Prostaglandinen wird diskutiert. Im Rahmen der Pathophysiologie der AMS ist bestätigt worden, daß GFR und RBF abfallen (als Folge resultieren Antidiurese und Antinatriurese), wenn die Reaktion auf Hypoxie zu renaler Hypertension führt (1). Auch eine sympathikus-modulierte renale Vasokonstriktion bei cerebraler Hypoxie mit GFR- und RBF-Abfall wurde beschrieben [1].

Arterielle Hypoxämie führt, um den O_2-Verbrauch zu reduzieren, in vivo zu einer Downregulation von renalen Membran-Na^+-Kanälen um bis zu 50 %, ähnlich wie es in isolierten Alveolarepithelzellen geschieht [1,16].

Außerdem wurde bei Hypoxieexposition eine Steigerung der Glykolyse beobachtet, zur verstärkten Energiebereitstellung in Form von ATP [31]. Auch fand sich ein verstärkter Glucosetransport in die Zellen [32] mit verstärkter Expression des Glucosetransporters GLUT1.
Hypoxie bewirkt ebenso eine verstärkte Synthese des Vascular Endothelial Growth Factor (VEGF), was zu verstärkter Angioneogenese führt [33].

Verantwortlich für diese Prozesse ist ein Transkriptionsfaktor, der in den letzten Jahren immer stärker in den Vordergrund der Hypoxieforschung rückte:

Hypoxia-Inducible-Factor, "HIF-1-α"

HIF ist ein Heterodimer, zusammengesetzt aus der hypoxiesensiblen HIF-1- α-Untereinheit und der hypoxieunsensiblen β-Untereinheit. Bei Normoxie ist HIF-1- α gebunden an den E3-Ligase-Von-Hippel-Lindau-Komplex gebunden und wird proteosomal abgebaut. Bei Hypoxie kommt diese Bindung nicht zustande, sodaß HIF-1- α akkumuliert und eine verstärkte Synthese von VEGF, Erythropoietin, GLUT1, NO-Synthase-2, Hämoxigenase-1 und anderen Genen bewirkt und damit die Spätreaktion der Akklimatisation in Gang setzt [16] Auch die pulmonalen Hypertonie führende Vasokonstriktion der Lungengefäße wird durch HIF1- α getriggert und kann zum Höhenlungenödem führen.

Wenn das natürliche Anpassungssystem des Organismus „kippt", meist durch zu schnellen Aufstieg, kommt es zur Akuten Höhenkrankheit (AMS), zum Höhenlungen- (HAPE) oder Hirnödem (HACE). Die gemeinsame Ursache liegt, so nimmt man bisher an, in der ungenügenden individuellen Ventilationssteigerung, woraus Hypoxämie, pulmonale Hypertonie, Flüssigkeitsretention und geringere Erythropoese resultieren [2]. Die genauen Entstehungmechanismen sind nach wie vor unklar.

In Abb. 1 wird schematisch die zur Höhendiurese oder Flüssigkeitsretention führende Kaskade verdeutlicht.

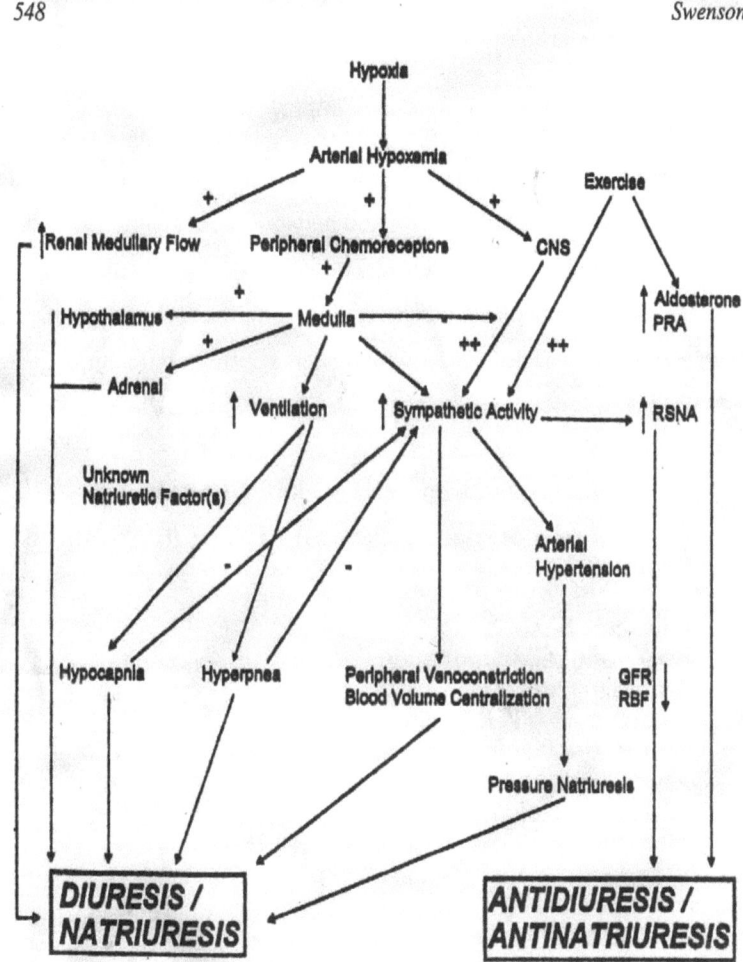

Abb. 1
Mechanismus zur Auslösung von Diurese/Natriurese oder Antidiurese/Antinatriurese durch eine hypoxische Umwelt; (+ oder ++ reflektieren Stimulation, - bedeutet Inhibition); Zit. n. (1)

Atemnot, Beklemmungsgefühl, Unterhautödeme und nächtliche Apnoephasen sind Symptome eines noch nicht adaptierten Organismus, stellen aber an sich noch keine Akute Höhenkrankheit dar. Sie verdienen jedoch eine erhöhte Wachsamkeit und ein konsequentes höhentaktisches Verhalten [2].

AMS tritt meist in den ersten 6-48 Stunden nach Beginn der Höhenexposition auf, HAPE und HACE meist in der ersten oder zweiten Nacht (24-36 h). Allen drei Krankheitsbildern ist gemeinsam das Auftreten einer verminderten Diurese [2].

Die akute Höhenkrankheit ist ein Komplex zahlreicher Symptome. In Tabelle 1 werden die wichtigsten Differentialdiagnosen der AMS aufgezählt.

Tab. 1: Differentialdiagnosen zur akuten Höhenkrankheit Zit. n. [39]

AMS (acute mountain sickness) / HAPE (high altitude cerebral edema):

Akute Psychose
Arteriovenöse Malformation
Cerebraler Tumor
Kohlenmonoxidvergiftung
Infektion des zentralen Nervensystems
Dehydration
Diabetische Ketoazidose
Erschöpfung
Hypoglykämie
Hyponatriämie
Hypothermie
Einnahme von Toxinen, Drogen oder Alkohol
Migräne
Krampfanfässe
Schlaganfall
Transiente ischemische Attacke
Virale oder bakterielle Infektion

HAPE (high altitude pulmonary edema):

Asthma
Bronchitis
Herzinsuffizienz
Hyperventilationssyndrom
Erhöhte Schleimproduktion
Myokardinfarkt
Pneumonie
Lungenembolie

Der schnelle Abstieg des Betroffenen (bzw. Abtransport in tiefere Gefilde), sowie Sauerstoffgabe sind für alle drei Krankheitsbilder die wirksamste Therapie. Zusätzlich werden eingesetzt: Ibuprofen (AMS), Nifedipin und Überdrucksack (HAPE), sowie Dexamethason (HACE).

2.1. Akute Höhenkrankheit (Acute Mountain Sickness, AMS):

Von **AMS** spricht man bei Auftreten von *Höhenkopfschmerz* als Leitsymptom in Zusammenspiel mit Müdigkeit, Schwäche, Übelkeit, Schlafapnoe, Appetitlosigkeit, Apathie, Belastungsdyspnoe und peripheren Ödemen. Verschwinden die Kopfschmerzen jedoch durch Trinken von Wasser, liegt kein Höhenkopfschmerz vor. Unter Hypoxie wurde eine leichte Hirnschwellung ohne zeitliche Korrelation zu AMS-Symptomen beobachtet. Möglicherweise spielt hier ein vasogenes Ödem eine Rolle (39). Als Ursache des Höhenkopfschmerzes kommt eine Aktivierung des Trigeminovaskulären Systems durch Dehnung schmerzsensitiver Strukturen mit Freisetzung von Neuromodulatoren unter Hypoxie in Frage [37]

Höhenlungenödem (High Altitude Pulmonary Edema, HAPE):

Als Leitsymptom des HAPE gilt der *plötzliche Leistungsabfall*. Andere Symptome sind: anfangs Belastungsdyspnoe, später Ruhedyspnoe, anfangs trockener, später produktiver Husten mit schaumig-blutigem Auswurf, Zyanose, retrosternaler Schmerz, zunächst feinblasige, dann auf Distanz hörbare brodelnde Rasselgeräusche, Fieber und CRP-Anstieg. Eine Linksherzinsuffizienz kann als Ursache des HAPE ausgeschlossen werden, da in Studien normale Wedgedrücke bei Herzkatheteruntersuchungen unbehandelter HAPE-Patienten beobachtet wurden [34]. Hingegen zeigen unbehandelte HAPE-Patienten einen 2-3-fach erhöhten pulmonalarteriellen Druck auf über 40 mm Hg sowie einen Lungenkapillardruck über 20 mmHg [35].

Unter Höhenbedingungen kommt es zur reversiblen Zunahme der Kapillarpermeabilität. Eine interindividuell verschiedene Disposition zu einem hypoxiebedingten inhomogenen Druckanstieg im pulmonalen Strombett gilt als primäres Ereignis in der Pathophysiologie des Höhenlungenödems. Bisher sind auch hier die genauen pathophysiologischen Mechanismen noch nicht hinreichend geklärt. Auch eine kälteinduzierte Zentralisation des Druckanstieges wird diskutiert [2].

Die Steigerung des pulmonalarteriellen Druckes wird als zunächst physiologische Reaktion auf die Hypoxie angesehen, um das Gefälle der normalerweise von cranial nach caudal abnehmenden Lungenperfusion auszugleichen. Auch der Austritt von Flüssigkeit in den Alveolarraum ist physiologisch, solange die Rückresorption funktioniert. Bei vielen Bergsteigern findet man pulmonale Rasselgeräusche, die nach einiger Zeit verschwinden ohne Symptome eines Lungenödems. Man vermutet daher, daß Personen, die ein HAPE entwickeln entweder eine verminderte Rückresorptionsfähigkeit für alveoläre Flüssigkeit (alveoläre Clearance) oder eine übermäßige Flüssigkeitssekretion aufweisen [2]. Für die

Verminderung der alveolären Clearance wird eine Minderfunktion einer kapillarendothelialen Natrium-Kalium- Pumpe verantwortlich gemacht. Diese Pumpe tauscht an der basolateralen Alveolarzellmembran aktiv unter ATP-Verbrauch, entgegen des Konzentrationsgradienten, Na-Ionen gegen Kaliumionen im Interstitium aus. Das Wasser folgt dem Natrium in Richtung des osmotischen Gradienten, wird also aus dem Alveolarraum resorbiert [16].

Durch hypertensiv bedingte Scherkräfte ausgelöste Verletzungen der Kapillaren ermöglichen einen Austritt von Flüssigkeit, Proteinen und Erythrozyten in den Alveolarraum [2]. Die Proteine erschweren die Rückresorption der Flüssigkeit.

Das HAPE tritt häufig in Gesellschaft mit einem HACE auf.

Höhenhirnödem (High Altitude Cerebral Edema, HACE):

Beim **HACE** ist *Ataxie* das Leitsymptom, vergesellschaftet mit schwersten, analgetikaresistenten, bohrenden Kopfschmerzen, Übelkeit, Schwindel, Halluzinationen, Lichtscheu, Sehstörungen, Euphorie, neurologischen Symptomen (Pyramidenbahnzeichen, Nackensteifigkeit, Nystagmus, Augenmuskel- und Hemiparese), subfebrilen Temperaturen und Bewußtseinsstörungen bis hin zum Koma.

Im Gehirn wird zunächst bei hyperventilationsbedingter Hypokapnie durch Gefäßkonstriktion der zerebrale Blutfluß (CBF) vermindert. Die zunehmende Hypoxie führt jedoch nach kurzer Zeit zu einer Überlagerung dieses Zustandes durch eine Zunahme des CBF, was ebenso wie die damit verbundene Hirnschwellung sowie ein intracerebraler Druckanstieg als physiologische Reaktion angesehen wird und nicht mit dem Auftreten eines Hirnödems oder Höhenkopfschmerzes korreliert.

Bei Zunahme des CBF treten verstärkt auch Proteine aus den Gefäßen aus, was die Rückresorption der ausgetretenen Flüssigkeit verzögert.

Man nimmt zudem an, daß das Höhenhirnödem mit einer Hemmung der Rückresorption vermehrter cerebrospinaler Flüssigkeitsanstiege vergesellschaftet ist. Eine hypoxiebedingte Lückenbildung in der Blut-Hirn-Schranke wurde MR-tomographisch nachgewiesen [2,25]. Auch ein chemisch induziertes Kapillarleck mit Freisetzung von Leukotrienen, Endothelin, Angiotensin, Bradikinin u.a. wird diskutiert.

2.2. Grundsätzliches zum Aufbau des Interstitiums, Funktion und Regulation [3]

Das Interstitium ist das die Zelle wie ein dreidimensionales Kanalsystem umgebende Medium, welches die Nährstoffe auf dem Weg zur Zelle passieren, und wohin die Stoffwechselmetabolite abgegeben werden. Für die Zellfunktion ist die Zusammensetzung der interstitiellen Flüssigkeit und das Volumen des Interstitiums sehr von Bedeutung. Der Diffusionsabstand zwischen den Kapillaren bzw. deren Außenseite und der Zellmembran darf eine gewisse Größe nicht überschreiten, insbesondere unter hypoxischen Umweltbedingungen. Das Interstitium kann außerdem als extravasaler Teil des Niederdrucksystems betrachtet werden, zu welchem definitionsgemäß alle Anteile des Kreislaufs gehören, in denen der mittlere Druck 15 mm Hg nicht überschreitet [3,17,18].

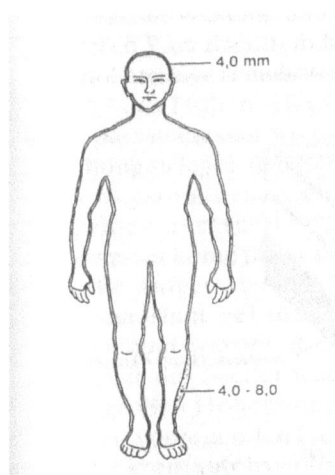

Abb. 2; *Stärke der Schalengewebe in mm; Zit. n. [3]*

Das Interstitium wird den Schalengeweben zugeordnet, worunter die Haut und ihre Anhangsgebilde (Schweißdrüsen), das Unterhautbinde- und z.T. das Fettgewebe zählen. Abhängig von der Lokalisation erreicht es Dicken von 2-8 mm, wobei man im Mittel einen Wert von 4 mm annimmt (**Abb. 2**).

Anhand von **Abb. 2** läßt sich mithilfe eines einfachen Zahlenbeispiels von Gunga et al. die Bedeutung des Interstitiums der Schalengewebe für die Physiologie des Salz- und Wasserhaushalts insgesamt verdeutlichen: wenn eine Gewebeschicht von 4 mm den Körper mit einer Oberfläche von 1,73 m^2 ummantelt, ergibt dies ein Gewebevolumen der Schale von 7000 cm^3. Das Schalengewebe dient dem mechanischen Schutz, der Stoßdämpfung und der Speicherung von Fett, Calcium, Phosphaten und extrazellulärem Wasser.

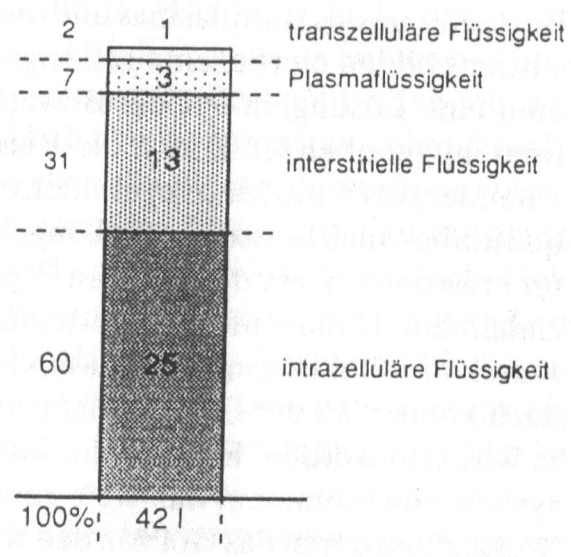

Abb. 3; *Flüssigkeitsverteilung im Organismus; Zit. n.[3]*

Wie **Abb. 3** zeigt, macht das Interstitium zwischen 15 und 20 % des Körpergewichts aus, mit schwankendem Anteil an verschiedenen Organen (Haut bis 70 %, Muskulatur ca. 10 %). Daher kann die Haut als ein Modell für das Interstitium angesehen werden bezüglich des morphologischen Aufbaues und der Flüssigkeitsmenge. Muskulatur und Magen-Darm-Trakt verfügen über mehrfach rückgekoppelte Regelmechanismen, um ihre Funktion sicherzustellen. Ob das Interstitium jedoch als ein mehr oder minder einheitliches Organsystem mit einer autonomen Regelung aufzufassen ist, oder ob es lediglich eine passive regulierte, zwischen dem intravasalen und intrazellulären Kompartiment gelagerte Pufferzone darstellt, ist bislang noch unklar.

In **Abb. 4** sind die Kompartimente dieser Gewebeschicht als Modell dargestellt.

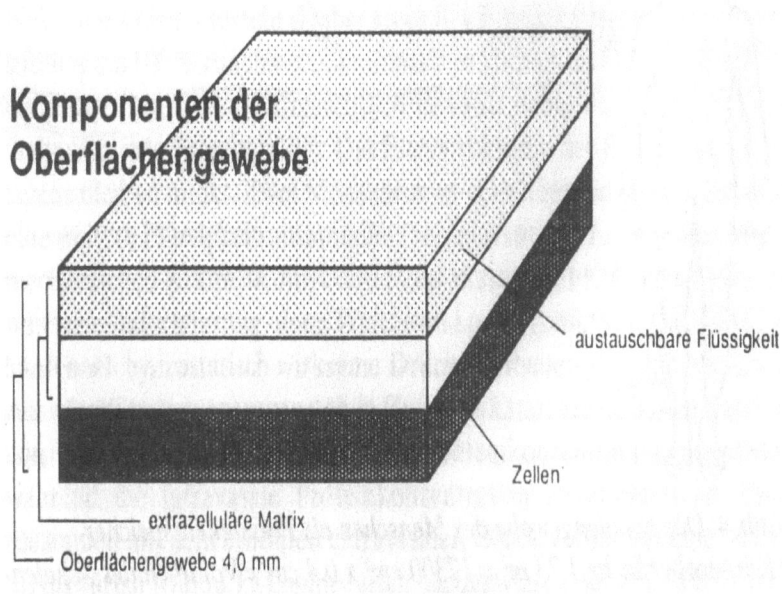

Abb. 4; *Aufteilung der Oberflächengewebe; Zit. n.[3]*

Die extrazelluläre Matrix besteht zu 50 % aus austauschbarem Wasser, das Interstitium kann also als ein disponibler Wasserspeicher bezeichnet werden. Demnach sind von den 13 Litern interstitieller Flüssigkeit, (**vergleiche Abb. 3**) ca. 2,5-3 Liter in den Schalengeweben gelagert, von wo sie leicht mobilisiert werden könne, wobei die angrenzenden Zellen davon kaum in ihrer Funktion betroffen sind. In der Lunge, wird die Diffusion der Atemgase schon durch geringe Veränderungen im Interstitium beeinflußt (Lungenödem). Ebenso sind in der Muskulatur größere Veränderungen des interstitiellen Volumens nicht folgenlos. Das Interstitium der Schalengewebe erfüllt hingegen in idealer Weise als bradytrophes Gewebe die Bedingungen für einen Wasserspeicher im menschlichen Organismus. Bei Überwässerung wird diese Speicherfunktion besonders deutlich.

Das Interstitium enthält ein Stabilität verleihendes Fasergerüst aus Kollagen (je nach Gewebe auch teilweise aus Elastin), sowie die interstitielle Grundsubstanz, welche sich aus der biochemisch heterogenen Gruppe der Glykosaminoglykane zusammensetzt. Die interstitielle Flüssigkeit, die in ihrer Zusammensetzung ähnlich der des Blutplasmas ist, kommt zum einen als freie Gewebsflüssigkeit vor, welche von den Lymphkapillaren abgeleitet wird; der andere, überwiegende Teil ist an Grundsubstanz gebunden und bildet einen Hydratationsmantel. Hierbei entsteht aus den auswärtsfiltrierten Bestandteilen des Blutplasmas und den molekularen Bestandteilen des Interstitiums eine gelartige Substanz, also eine Lösung, in der die Beweglichkeit der gelösten Teilchen praktisch aufgehoben ist. Dieses Gel ist in der Lage, durch Wasserzufuhr aufzuquellen, aber auch Wasser an die Umgebung abzugeben. Außerdem ermöglicht es eine Diffusion kleinmolekularer Substanzen. Gunga et al. vergleichen diese Substanz mit einem angenommenen Kanälchensystem entlang der kollagenen Fasern, das weit genug ist, um einen hydrodynamischen Wasserfluß durch das Gel von den Kapillaren zu den Lymphgefäßen zu ermöglichen [3,19]. „Allerdings ist die hydraulische Leitfähigkeit dieses Kanälchensystems sehr gering, d.h. der Widerstand für die Strömung sehr hoch, solange das Interstitium intakt ist. In der gesamten Gelmatrix werden hydrostatische, osmotische und mechanische Kräfte wirksam. Die sich hierbei im Netzwerk befindlichen Proteine sind für den extravasalen kolloidosmotischen Druck verantwortlich [19,21,22,23,24]."

Mehrere Autoren fanden bei Höhenexposition eine kapilläre Permeabilitätserhöhung und eine Auswärtsfiltration von kolloidosmotischen Teilchen (insbesondere Albuminen) aus dem intra- in den extravasalen Raum (Interstitium) [13,25,26], wobei durch diese Einwanderung von Proteinen Flüssigkeitsverlagerungen in den interstitiellen Raum begünstigt werden, was zur Ödementstehung führt. Es wurde beobachtet, daß selbst bei Zunahme des Flüssigkeitsgehaltes im

Interstitium um 100 % nicht zwingend ein Ödem klinisch in Erscheinung treten muß [27, 28, 29], da offensichtlich die oben genannte Gelmatrix ihre Formstabilität bewahrt und die Faserstrukturen des Elastins und Kollagens intakt bleiben. Laut Gunga et al. [3] verhindern zwei Mechanismen in diesem Bereich eine weitere Flüssigkeitsansammlung im Interstitium: „Erstens sind es die mechanischen Kräfte, bedingt durch das Elastin und Kollagen, die einer weiteren Deformierung einen Widerstand entgegensetzen. Das Gewebe kann noch hydrostatisch wirksame Drücke aufbauen, die einer weiteren Auswärtsfiltration entgegenstehen. Zweitens kann man in diesem Bereich von einer niedrigen interstitiellen Potentialdifferenz ausgehen, während die intravasale Proteinkonzentration unverändert ist. Dies zusammen mit dem erhöhten extravasalen Druck verhindert eine weitere Auswärtsfiltration."

In früheren Studien konnte bisher keine ausgeprägte Korrelation zwischen klinisch erfaßten peripheren Ödemen und AMS gefunden werden. Auch stieg die Inzidenz der peripheren Ödeme nicht mit der Höhe. Ein Drittel der peripheren Ödeme entstanden in Abwesenheit von AMS, jedoch wurden sie bei 18 % von 200 Trekkingtouristen und bei 25 % von 466 Bergsteigern im Himalaya festgestellt [1].

Andere Autoren wiesen nach, daß Druckanstiege im Interstitium parallel zu Druckanstiegen im intravasalen Anteil des Niederdrucksystems wie im rechten Vorhof verlaufen [30]. Das Niederdrucksystem reagiert hier als Einheit, wie bereits von Gauer und Henry beschrieben wurde [17]. Hierbei bleibt allerdings ungeklärt, ob der Druckanstieg im Interstitium die Folge des intravasalen Druckanstiegs ist oder ob gleichzeitig Regelvorgänge im Interstitium ablaufen, welche dann Veränderungen im Interstitium und schließlich im Kreislauf bewirken.

Gunga et al. [3] beschrieben, daß bei ständiger Überladung der Gelmatrix durch eine gesteigerte Auswärtsfiltration mit Flüssigkeit und zusätzlicher mechanischer Belastung, z.B. durch intermittierenden Höhenaufenthalt

(Höhenschichtarbeiter), die Faserstrukturen zerreißen können, infolgedessen ein unkontrolliertes Ödem entsteht, da der Druck im Gewebe nicht mehr ansteigen kann. „In diesem Fall ist die Compliance des Interstitiums unendlich, freie Flüssigkeit ist im Gewebe gelagert, die durch Druck von außen verschoben werden kann, und die hydraulische Leitfähigkeit ist hoch, d.h. die Flüssigkeit ist frei mobilisierbar. Es sind also drei Kriterien, nach denen die Ödeme beurteilt werden sollten: nach dem Wassergehalt der Gewebe, der Verformbarkeit (Compliance) und nach der hydraulischen Leitfähigkeit der Gewebe [3]." Im Moment ist eine Untersuchung aller dieser Parameter methodisch noch nicht möglich. So ist zum Beispiel die Entstehung der vielfach dokumentierten periorbitalen Ödeme bei Höhenexposition und bei Nierenerkrankungen noch ungeklärt und weist auf die Wirkung bislang noch unbekannter Faktoren bei der Ödementstehung im Schalengewebe des Organismus hin.

Bei Dialysepatienten wurde festgestellt, daß etwa 50 % des Wassers, das sich im dialysefreien Intervall im Körper einlagert, in den Schalengeweben liegt. Im Verlaufe der mehrstündigen Dialyse wird diese Flüssigkeit wieder aus dem oberflächlichen Schalengewebe mobilisiert [19]. Eine ähnliche, aber langsame Mobilisation von Flüssigkeit aus den Schalengeweben der oberen Körperhälfte (Stirn) wurde auch bei den Probanden im Rahmen der AMAS-2000-Studie von Gunga et al. in moderater Höhenlage gefunden [3]. Bei den Teilnehmern dieser Studie wurde eine kontinuierliche Abnahme der Hautschichtdicke an der Stirn im Verlaufe mehrerer Tage gefunden, was auf eine Auswärtsmobilisation von Wasser hinweist, während sich an den unteren Extremitäten eine Tendenz zur Schichtdickenzunahme zeigte. Die Autoren schlossen daraus, daß es in moderater Höhenlage (1700m) nur zu geringfügigen Flüssigkeitsumverteilungen zwischen den intravasalen und interstitiellen Kompartimenten kommt, der Flüssigkeitshaushalt also ausgeglichen ist, was auch die Messung des Gesamtkörperwassers mittels

Bioimpedanzanalyse bestätigte, welche keine physiologisch relevanten Schwankungen zeigte.

In der Vergangenheit ist die Methode der Bioimpedanzanalyse bereits mehrfach bei Studien zur Höhenkrankheit angewendet worden, oft als begleitende Kontrollmessung. Meist wurde die transthorakale Impedanz gemessen, wie z.B. 1977 von Raghunath Sing Hoon et al. [9]. In ihrer Studie beobachteten sie nach rascher Höhenexposition ein signifikantes Ansteigen der transthorakalen Impedanz bis zu vier Stunden nach Ankunft auf 3658m bei normalen gesunden Probanden. Dies wurde auf eine Zunahme des intrathorakalen Luftvolumens zurückgeführt. Im Gegensatz dazu war bei Probanden mit HAPE-Symptomen ein deutlicher Abfall der Impedanz zu verzeichnen, was durch Einlagerung von Wasser verursacht wurde. Mittels moderner Multifrequenz-Geräte ist eine genauere Differenzierung dieser Befunde möglich. Insbesondere können Aussagen über Flüssigkeitsverschiebungen von intra- nach extravasal nachgewiesen werden über die Bestimmung von intra- und extrazellulärer Flüssigkeitsmengen.

Der Prozeß der Entstehung der Höhenkrankheiten ist von bisher unbekannter Dauer. Die bisher einzige Möglichkeit der Vorhersage eines HAPE-Risikos ist nach persönlicher Mitteilung von Prof. Bärtsch, Heidelberg, die Echokardiographie bei akuter Hypoxieexposition, jedoch nicht als alleinige Untersuchungsmethode.

Mit Hilfe der bioelektrischen Impedanzanalyse kann bereits im Vorfeld des Auftretens von Symptomen eine verminderte Impedanz als ein Hinweis für eine Flüssigkeitseinlagerung im Gewebe gemessen werden. Diese Arbeit soll feststellen, ob eine Frühdiagnostik der Höhenkrankheit mit Hilfe der BIA möglich ist.

2.3. Erläuterung zur Bioelektrischen Impedanzanalyse;

Impedanz: Widerstand eines elektrischen Leiters gegen Wechselstrom; Impedanz besteht aus 2 Anteilen: der Resistance R (reiner ohmscher Widerstand des Gesamtkörperwassers) und der Reactance Xc (kapazitiver Widerstand durch die Kondensator-eigenschaften der Zellen*)*. ***Beide Anteile unterscheiden sich durch den Phasenwinkel Z. Berechnungsgrundlage:*** $Z^2 = R^2 + Xc^2$

Die Bioelektrische Impedanzanalyse ist ein weitverbreitetes Untersuchungsverfahren in vielen Fachbereichen der Medizin, wie z.B. in der Nephrologie, Onkologie, Intensivmedizin, Kardiologie und in der AIDS-Behandlung, da sie schnell und unkompliziert Aufschluß über den Wasserhaushalt und den Ernährungszustand des Patienten gibt und frühzeitig Veränderungen anzeigt.

Phasenwinkel: Durch Kondensatoren im Wechselstromkreis entsteht eine Zeitverschiebung Δt: das Strommaximum eilt dem Spannungsmaximum voraus. Wechselstrom ist sinusförmig. Die Zeitverschiebung wird in Grad gemessen und als Phasenwinkel φ (phi) bezeichnet. Bei reiner Zellmembranmasse ergäbe sich ein Phasenwinkel von 90°, reines Elektrolytwasser hat dagegen 0°. Damit ist der Phasenwinkel direkt proportional zur Körperzellmasse. Normalwert: 5,0-9,0°.

Resistance: Reiner ohmscher Widerstand eines Leiters gegen Wechselstrom, daher umgekehrt proportional zum Gesamtkörperwasser. Maßeinheit: Ohm (Ω). Die Resistance entsteht zu 80% an den Extremitäten und wird durch Änderungen des Flüssigkeitsgehaltes an diesen Lokalisationen beeinflußt. Dazu gehören pathologische

Wasseransammlungen ebenso wie Veränderung in der Durchblutung nach körperlicher Aktivität.

Normalwerte: Frauen 480-580 Ω; Männer 380-480 Ω

Reactance: Widerstand eines Kondensators gegen Wechselstrom. Zellmembranen wirken durch die Protein-Lipid-Schichten wie ein Mikrokondensator. Die Reactance ist somit ein Maß für die Körperzellmasse.

Normalwert: 10-12% der Resistance

Errechnete Parameter der Bioimpedanzanalyse:

Total Body Water, TBW (Ganzkörperwasser): In den Geweben enthaltenes Elektrolytwasser. Berechnung aus der gemessenen Resistance und den übrigen Patientendaten nach der modifizierten Formel von Kushner et al. (10)

Normalwerte: Frauen 50-60%; Männer 55-65%; sehr muskulös: bis 80%

Body Cell Mass, BCM (Körperzellmasse): Summe der sauerstoffverbrauchenden, kaliumreichen, glucoseoxidierenden Zellen. Sie umfaßt Zellen der Skelett- und Herzmuskulatur, der glatten Muskulatur des Blutes und des Nervensystems. BCM ist zentrale Größe bei der Beurteilung des Ernährungszustandes eines Patienten. BCM ist Teilkomponente der Magermasse.

Berechnung: BCM = LBM x Phasenwinkel x Konstante

Normalwerte: Frauen 51-58%; Männer 53-60% an der Magermasse

Lean Body Mass, LBM (Magermasse): Summe aus BCM und ECM
Beim gesunden, euhydrierten Menschen ist die Magermasse recht konstant zu ca. 73 % hydratisiert; Berechnung: LBM = TBW/0,732

Extra Cellular Mass, ECM (Extracelluläre Masse): Teil der Magermasse außerhalb der Zellen: Plasma, interstitielles und transzelluläres Wasser, Kollagen, Elastin, Sehnen, Faszien, Skelett
Berechnung: ECM = LBM – BCM

ECM/BCM-Ratio: Gewichtsunabhängige Größe zur Beschreibung des Verhältnisses von Extrazellulärraum zur Körperzellmasse. Beim gesunden Menschen ist BCM grundsätzlich größer als ECM; daher ist der Normalwert < 1. Bei Malnutrition nimmt typischerweise BCM schon frühzeitig ab bei gleichzeitiger Zunahme des Extrazellulärraumes, der ECM/BCM-Index steigt somit.

Body Fat, BF (Körperfett): Fett wirkt als Isolator für Wechselstrom. Da Fettzellen nicht die charakteristischen Eigenschaften der zur BCM gehörigen Zellen hat, haben sie keinen kapazitiven Widerstand (Xc).
Berechnung: BF = Körpergewicht - LBM
Normalwerte: Frauen 20-25%; Männer 10-15% des Körpergewichts

Multifrequenzanalyse: Messung der Impedanz mit drei verschiedenen Frequenzen (5, 50 und 100 kHz). Wechselstrom mit niedriger Frequenz (5 kHz) wird durch die kondensatorähnlichen Membranen der Körperzellen gebremst und kann daher nicht in die Zellen eindringen. Daher breiten sich niedrige Frequenzen nur im Extrazellulärraum aus. Höhere Frequenzen (50 kHz) durchdringen die Zellmembranen teilweise oder komplett (100 kHz). Durch die verschiedenen Frequenzen kann somit der extra- und intrazelluläre Wassergehalt getrennt bestimmt werden. Auf diese Weise werden Flüssigkeitsverlagerungen frühzeitig sichtbar.

3. Probanden und Methoden

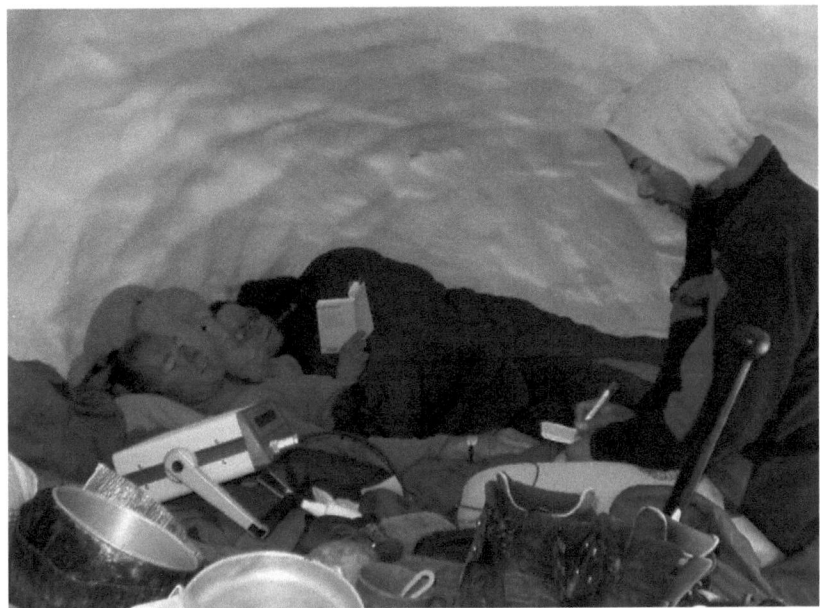

Untersuchung von Probanden in einer Schneehöhle auf 5500m

3.1. Ziel der Studie:

Ziel dieser Arbeit ist die Prüfung, ob mittels Bioimpedanzanalyse eine Vorhersage über das individuelle Akklimatisationsvermögen getroffen werden kann.

Insbesondere soll die Hypothese geprüft werden, dass ein nach Höhenexposition gemessener Abfall des Ohmschen Widerstandes mit dem Auftreten und der Schwere der akuten Höhenkrankheit, sowie einem Anstieg des Pulmonalarteriellen Druckes, dem Anstieg des Durchmessers des rechten Ventrikels und des NT-pro-BNP korreliert.

Es wird untersucht, ob mittels Bioimpedanzanalyse vor einer Bergbesteigung in große Höhen das Risiko des Auftretens der Höhenkrankheit eingeschätzt werden kann um die Dauer und

Durchführung der Akklimatisation auf den entsprechenden Zustand des Bergsteigers einzustellen. Besonders für Bergexpeditionen größerer Gruppen könnte die BIA somit enorme Bedeutung erlangen, um einen effektiveren Ablauf der Akklimatisationsphase zu ermöglichen und die Gefährdung der Teilnehmer durch Höhenkrankheit zu senken. Ebenfalls sehr bedeutsam könnte der Einsatz in hochgelegenen Bergwerken z.B. in den Hochgebirgen Asiens und Südamerikas sowie bei Militäroperationen und Rettungsaktionen im Hochgebirge werden. Verschiebungen im Wasserhaushalt könnten frühzeitig erkannt werden und dadurch eine Progredienz verhindert werden.

Ethikkommission: Positives Votum der Ethikkommission der Martin-Luther-Universität vom 13.03.2008 und 15.07.2009 liegt vor.

3.2. Probanden:

3.2.1. Voraussetzungen zur Teilnahme an der Studie:
Alter zwischen 18 und 65 Jahren; geplanter Höhenaufenthalt von mind. 5 Tagen > 3500m, alternativ akute Hypoxieexposition auf simulierter Höhe von 4500-5500m in einer Hypoxiekammer;
Fähigkeit, die Probandeninformation zu verstehen; schriftliche Einwilligungserklärung; keine schwerwiegenden akuten oder chronischen Erkrankungen, insbesondere keine Atemwegs- oder Herz-Kreislauferkrankungen; keine Medikamenteneinnahme mindestens 2 Wochen vor Durchführung der Untersuchungen, kein implantierter Herzschrittmacher bzw. implantierter Cardioverter / Defibrillator (ICD).

3.2.2. Probandeneinteilung:
Gesamtprobandenzahl: **289**
Alter: 18 – 65 Jahre

Gruppe 1: *160 Arbeiter* (154♂, 6♀) einer kirgisischen Goldmine wurden ab dem Zeitpunkt der Ankunft per Lastkraftwagen in der Mine auf 3800m täglich untersucht. Die Arbeiter wurden unterschieden in „Highlander" (seit ihrer Geburt ständig in Höhen über 1700m lebend) und „Lowlander", außerdem in Raucher und Nichtraucher.

Gruppe 2: *25 deutsche Trekkingtouristen* (20♂, 5♀) wurden nach Eingangsuntersuchung in Bischkek (700m) während des fünftägigen Fußmarsches von Mayda-Adyr (2500m) zum Basislager des Pik Pobedy auf dem südlichen Engiltschek-Gletscher (4100m) täglich untersucht.

Gruppe 3: *40 Bergsteiger* (29♂, 11♀) aus Deutschland und Rußland wurden eingangs in Terskol auf 2000m, später ab dem Zeitpunkt der Ankunft per Seilbahn täglich im „Botschki"-Lager am Elbrus, sowie in der „Prijut 11"-Hütte auf 4200m untersucht.

Gruppe 4: *20 Bergsteiger* (14♂, 6♀) aus Deutschland und Rußland wurden nach Eingangsuntersuchung in Osch (900m) täglich während der Expedition zum Pik Lenina auf dem Fußmarsch vom Basislager (3500m) bis zum Hochlager III (6100m) untersucht.

Gruppe 5: *34 Probanden* (26♂, 8♀) wurden in einer Hypoxiekammer wurden in einer normobaren Hypoxiekammer über Nacht in engmaschigen Abständen untersucht.

Gruppe 6: *10 Probanden* (6♂, 4♀) wurden als Kontrollgruppe mit kontinuierlicher Impedanzmessung in normoxischen Verhältnissen in der Hypoxiekammer untersucht.

3.3. Untersuchungsmethoden:

3.3.1.: Voruntersuchung in Halle/Saale:

Die Prüfung der Eignungskriterien und die Erhebung eines körperlichen Routinestatus erfolgte im Universitätsklinikum Kröllwitz.

3.3.2: Untersuchungen unter Hypoxiebedingungen:

Täglich morgens in nüchternem Zustand erfolgte eine Routineuntersuchung der Probanden. Diese umfaßte: Messung des arteriellen Blutdruckes, der Herzfrequenz in Ruhe und nach Belastung durch 30 Liegestütze, der Blut-Sauerstoffsättigung mittels Pulsoximetrie, und Messung der bioelektrischen Impedanz. Die Bioimpedanzmessungen wurden mit verschiedenen Geräten (Multifrequenzanalysegerät Nutriguard 2000-M, Firma Data-Input; Bodyexplorer, Firma JUWELL; Quadroscan, Firma Bodystat) durchgeführt. Zur Messung wurden standardmäßige Silberklebeelektroden verwendet, von denen jeweils zwei am rechten Fuß und der rechten Hand aufgeklebt wurden, wobei darauf zu achten war, bei jeder Messung dieselbe Klebeposition einzuhalten. Hand und Fuß durften zum Meßzeitpunkt nicht unterkühlt sein. In der Hypoxiekammer wurde zusätzlich die transthorakale Impedanz über jeweils zwei lateral am Thorax befestigte Klebeelektroden gemessen. Die Untersuchungen fanden im Zelt bzw. auf einer Liege in den Berghütten/Hypoxiekammer statt. Als elektrisch isolierende Unterlage diente eine Isomatte aus geschlossenporigem Evazoteschaum. Die elektronischen Meßgeräte wurden bei Übernachtung im Zelt bei zu erwartenden Minustemperaturen die ganze Nacht über im Schlafsack gewärmt, um die Batterien betriebsbereit zu halten. Alle Probanden füllten vor jeder Untersuchung den Lake-Louise-Score zur Quantifizierung der AMS-Symptome aus (s. Tab. 3).

Zum Vergleich wurden mehrere Meßreihen in einer normobaren Hypoxiekammer durchgeführt, um unter experimentellen Bedingungen ohne störenden Einfluß von Kälte, Wind, psychologischem Streß und das logistische Regime einer Bergexpedition in möglichst engen Intervallen von bis zu 30 Minuten die Dynamik des Gesamtkörperwassers auf simulierter Höhe zwischen 4500 und 5500m aufzuzeichnen. Außerdem wurden parallel Blutdruck, Herzfrequenz und Sauerstoffsättigung gemessen. Zusätzlich wurde Echokardiographie in Intervallen von bis zu 3 Stunden eingesetzt, um eine Rechtsherzbelastung (rechtsventrikuläre Dilatation, Erhöhung des pulmonalarteriellen Druckes PAP, Verminderung der Amplitude der Trikuspidalklappenebene (TAPSE), sekundäre Mitralklappen-insuffizienz) während der Hypoxieexposition zu erkennen. Zur Objektivierung Druckbelastung der Ventrikel, wurden während einer Meßreihe alle 5 Stunden Blutproben zur Bestimmung des Herzinsuffizienzmarkers NT-Pro-BNP abgenommen.

3.3.3. Abbruchkriterien für die Untersuchungen
- Gesundheitliche Gründe, die eine weitere Teilnahme des Probanden an der Bergbesteigung oder experimentellen Hypoxieexposition ausschließen, wie z.B. HAPE/HACE, Traumata
- Gefährdung des Zeitplans der Expedition durch den Zeitaufwand der Untersuchungen
- Wunsch des Probanden

3.3.4. Quantifizierung der akuten Höhenkrankheit

Jeden Abend während der Bergfahrt füllten die Probanden einen Fragebogen zu möglicherweise während der letzten 24 h aufgetretenen Symptomen der akuten Bergkrankheit aus, (s. Tab. 3 und 4) und gaben diese Fragebögen nach der Bergfahrt dem Untersucher zurück. Der sog. „Acute Mountain Sickness Score" (AMS-Score) wurde für jeden Tag aus diesen Fragebögen entsprechend dem „Lake Louise Scoring System" [3] berechnet. Die Teilnehmer wurden anhand des original „Lake Louise Scores" für die korrekte Beantwortung nach Punktwerten instruiert. Dabei werden für die folgenden Symptome je nach Ausprägung Punkte vergeben (s. Tab. 3):

Tabelle 2: Fragebogen zum „Lake Louise scoring system" Zit.n. [3]

Symptom	Ausprägung	Punkte
Kopfschmerzen	Nicht vorhanden	0
	Mild	1
	Mittelschwer	2
	Schwer	3
Gastrointestinale Beschwerden	Nicht vorhanden	0
	Appetitlosigkeit oder Übelkeit	1
	Mittelschwere Übelkeit oder Erbrechen	2
	Schwere Übelkeit mit Erbrechen	3
Schwindel	Nicht vorhanden	0
	Mild	1
	Mittelschwer	2
	Schwer	3
Schlafschwierigkeiten	Nicht vorhanden	0
	Nicht so gut geschlafen wie gewohnt	1
	Oft aufgewacht, schlecht geschlafen	2
	Gar nicht geschlafen	3

Ein Punktwert von ≥ 4 gilt als Nachweis der akuten Höhenkrankheit.

3.3.5. Tabelle 3: Fragebogen der Studie

Parameter / Zeitpunkt	Normoxie	1	2	3	4	5	6	7	8	9	10
1. Kopfschmerzen											
2. Appetitstörung											
3. Schwäche											
4. Schwindel											
5. Schlafstörung											
6. Husten											
7. Auswurf											
8. Atemnot											
9. Druckgefühl im Brustkorb											
10. Allgem. psych. Zust.											
11. Gangataxie											
12. Periphere Ödeme											
13. Zyanose											
14. Auskultationsbef.											
15. Atemgeräusche											
16. Herzfrequenz											
17. Herzfrequenz nach Belastung											
18. Blutdruck											
19. SaO_2											
20. Gewicht (kg)											

Ein Punktewert ≥ 4 in den Zeilen 1-9 gilt als Nachweis einer akuten Höhenkrankheit.

3.4. Statistische Auswertung:

Die Auswertung erfolgte mit Hilfe des T-Tests für unabhängige Stichproben.

Studiendesign:

Prospektive longitudinale Beobachtungsstudie

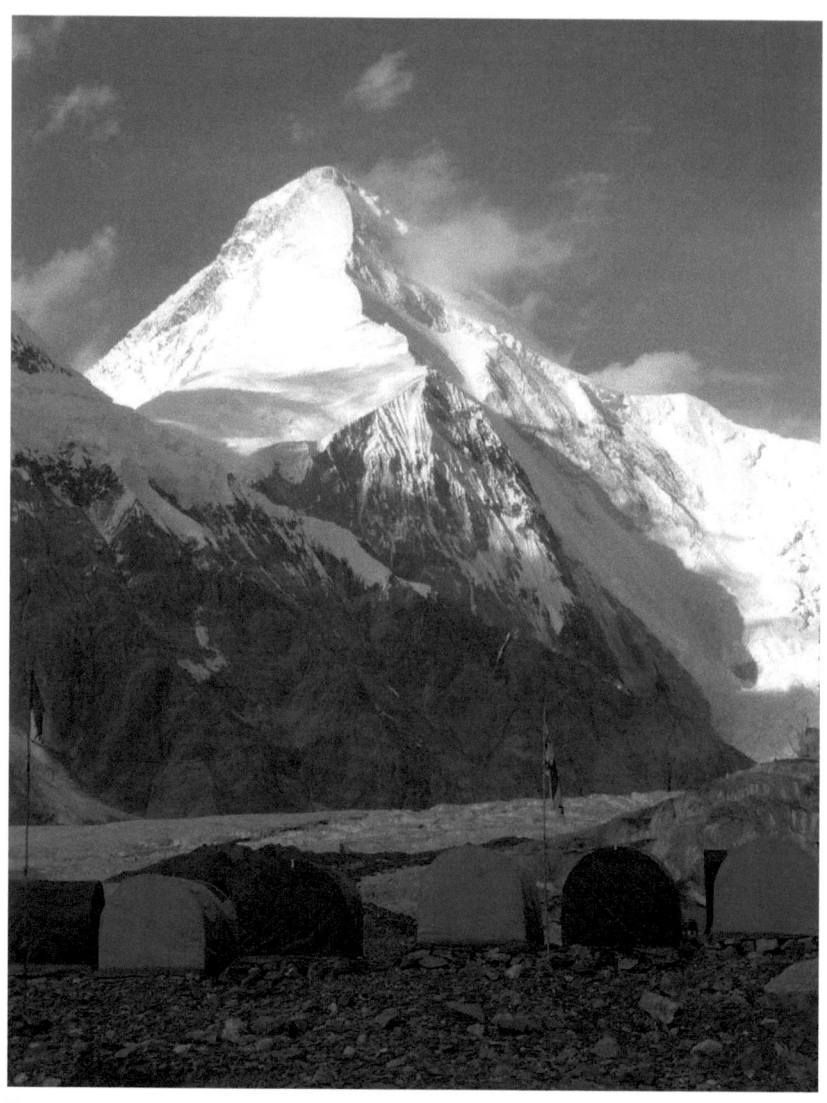
Basislager auf dem Engiltschek-Gletscher mit Blick zum Khan-Tengri

4. Ergebnisse:

Die bergsteigenden Probandengruppen und die Minenarbeiter zeigten insgesamt während der Höhenexposition eine signifikante Verringerung des Gesamtkörperwassers (TBW) von 43.2 Liter (l) ± 7.3, an Tag 1 auf 42,1 l ± 7.0, p < 0.001 an Tag 5 bei täglich einer morgendlichen Untersuchung (s. Abb. 5). Es liegt eine Normalverteilung der Daten vor. Anzumerken ist, daß die verschiedenen Probandengruppen ein unterschiedliches Aufstiegsprofil hatten und unterschiedlicher körperlicher Belastung ausgesetzt waren, was zur Folge hat, daß die Dynamik der TBW-Werte der einzelnen Probandengruppen nicht immer miteinander vergleichbar sind.

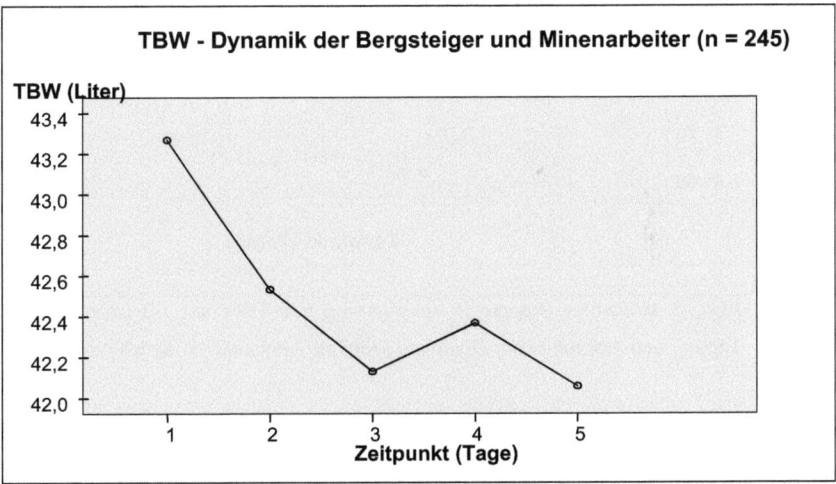

Abb. 5 *Zwischenergebnis der Meßreihen Gruppe 1-4: Verringerung des Total Body Water um 1,1Liter im Verlauf von 4 Tagen unter hypoxischen Bedingungen bei morgendlicher Messung*

Ebenso nahm der Mittelwert des extrazellulären Wassers (ECW) ab von 17.3 l ± 3.9 auf 16.4 l ± 3.7, p < 0.001.

Das intrazelluläre Wassers (ICW) sank von 26.0 l ± 3.5 auf 25.6 l ± 3.3, p < 0.001.

4.1. Gruppe 1, Goldminenarbeiter:

Zunächst werden die Ergebnisse der Probandenguppe 1 (Minenarbeiter, n = 160 Personen) nach LKW-Transport von 700 auf 3800m und täglich 1 morgendlichen Untersuchung dargestellt:

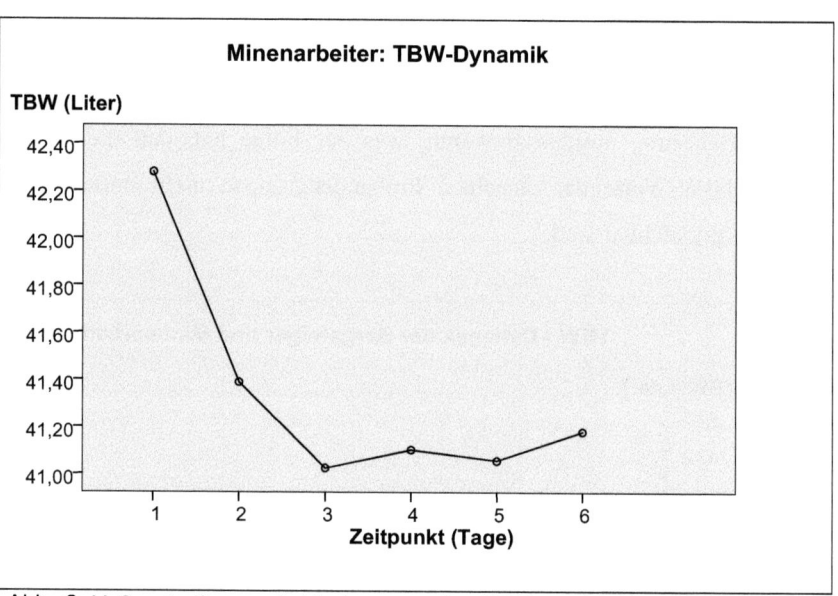

Abb. 6 *Meßwerte Gruppe 1: Verringerung des TBW um 1,3 Liter in den ersten 2 Tagen nach Ankunft in der Goldmine (3800m); Messung 1x täglich morgens*

Im Verlauf der ersten 3 Tage der Höhenexposition sank das Gesamtkörperwasser von 42,3 l ± 7,3 auf 41,0 l ± 6,8; p<0,001 und pegelte sich während der folgenden Tage auf diesem niedrigeren Niveau ein **(Abb. 6)**. Das ECW sank während der ersten 3 Tage von 16,6 l ± 3,9 auf 15,8 l ±3,6 **(Abb.7)**.

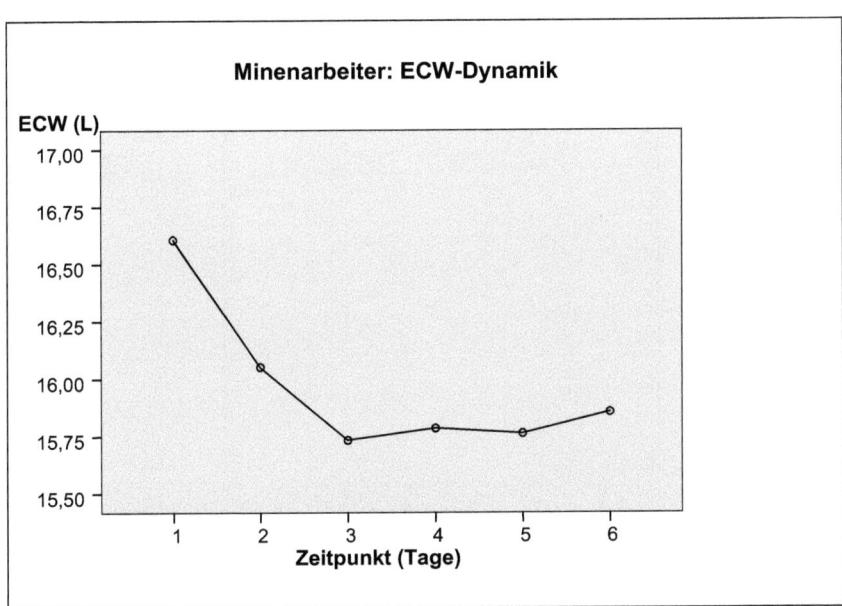

Abb. 7 *Meßwerte Gruppe 1: Verringerung des ECW (Extrazelluläres Wasser) um 0,8 Liter in den ersten 2 Tagen nach Ankunft in der Goldmine (3800m); Messung 1x täglich morgens*

Im Verlaufe des Höhenaufenthaltes gaben 6 der 160 Probanden AMS an; 9 der Teilnehmer litten bereits bei früheren Aufenthalten in der Goldmine an AMS. Diese Daten stammen aus den Patientenakten des medizinischen Dienstes der Goldmine. Die Probanden mit AMS in der Anamnese verloren unter Höhenbedingungen signifikant weniger Flüssigkeit als die übrigen Teilnehmer: 0,39 l ± 0,97 vs. 1,31 l ± 1,9, p = 0,008 und lagerten am 5. Tag sogar mehr Flüssigkeit ein als zu Beginn (0,23 l ± 1,7), während die übrigen ein TBW-Defizit von 1,4 l ± 1,7 aufwiesen, p = 0,002 **(Abb.8).**

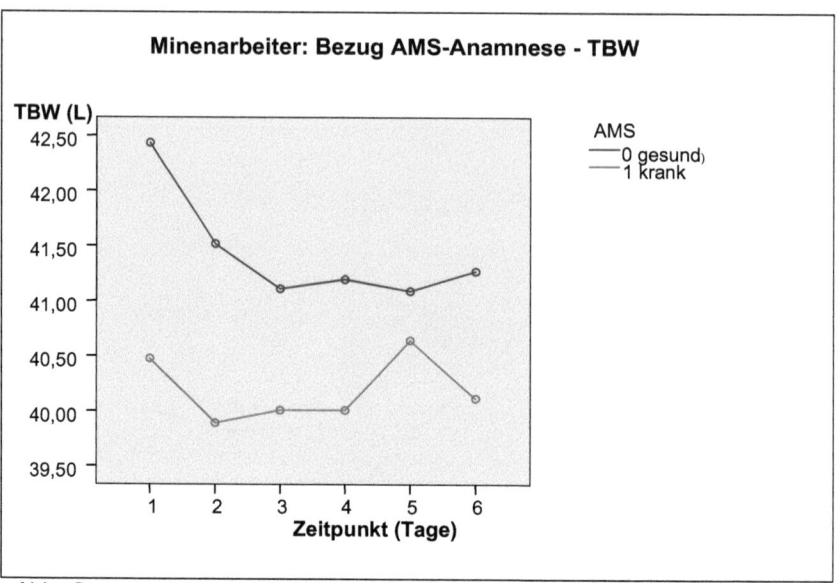

Abb. 8 *Vergleich der Meßwerte gesunder Minenarbeiter (blaue Kurve, n=151) mit Arbeitern, die an AMS in der Vorgeschichte litten (grüne Kurve, n=9) im Verlauf von 5 Tagen (morgendliche Messung); die gesunden Arbeiter verlieren deutlich mehr Flüssigkeit als diejenigen mit AMS-Anamnese*

4.2. Gruppe 2, Engiltschek-Gletscher:

In der Gruppe 2 (Fußmarsch in 4 Tagen von 2500m zum Basislager „Süd-Engiltschek" auf 4100m, täglich 1 Untersuchung) mit n = 25 Teilnehmern trat keine AMS auf. Im Flüssigkeitshaushalt ist auch hier eine Abnahme des Gesamtkörperwassers von 44,8 l ± 7,5 am Tag 1 auf 41,1 l ± 6,9 am Tag 5 **(Abb. 9)** sowie des ECW von 18,3 l ± 3,9 am Tag 1 auf 16,3 l ± 3,9 am Tag 5 zu erkennen.

Der in **Abb. 9** sichtbare TBW-Anstieg von Tag 3 auf Tag 4 (3100 auf 3600m) ist mit der erhöhten physischen Belastung durch die achtstündige, physisch sehr belastende Tagesetappe mit nachfolgender erster Übernachtung in einer AMS-relevanten Höhe (>3500m) beim Anmarsch zu erklären, führt aber bei den Teilnehmern noch nicht zur typischen Symptomatik.

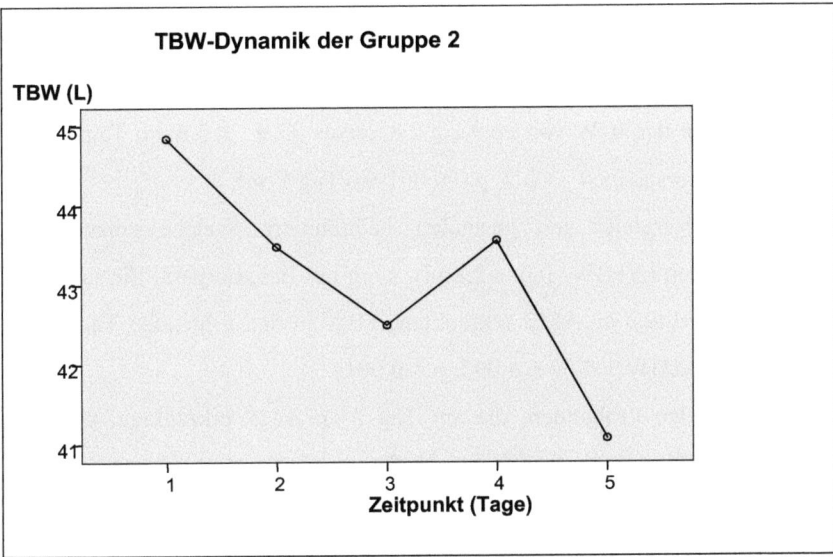

Abb. 9 *Verlauf der Meßwerte des TBW in Gruppe 2 (n=25); Verminderung des TBW um 3,7 Liter im Verlauf von 4 Tagen. Messung an Zeitpunkt 1 in 2500m Höhe; Aufstiegshöhe 400-500m pro Tag, Zeitpunkt 5 in 4100m Höhe. Zwischen Zeitpunkt 3 und 4 besonders anstrengende Tagesetappe*

4.3. Gruppe 3, Elbrus:

In der mit 40 Teilnehmern größten Bergsteiger - Probandengruppe 3 ergaben sich während mehrerer Elbrusbesteigungen (Messung 1 auf 2000m, Aufstieg per Seilbahn auf 3800m, dort 3 Übernachtungen, ab dem 4.Tag Übernachtung auf 4200m, Gipfelsturm auf 5642m) mit täglich einer Untersuchung folgende Resultate:

Von 40 Personen erkrankten 14 an AMS. Das TBW nimmt von $45,6\,l \pm 7,4$ am Tag 1 auf $44,9\,l \pm 7,1$ am Tag 3 ab, ECW fällt von $18,7\,l \pm 3,9$ am Tag 1 auf $18,4\,l \pm 3,8$ am dritten Tag.

Bergsteiger, welche im Verlaufe der Höhenexposition an AMS erkrankten, ohne Berücksichtigung des Erkrankungszeitpunktes, wiesen im Vergleich mit gesunden Bergsteigern ohne AMS einen signifikanten Anstieg des TBW von 45.3 l ± 6.2 versus 43.0 l ± 7.4 am Tag 1 auf 46.4 l ± 7.7 versus 41.7 l ± 6.7, p = 0.002 am Tag 5, des ECW von 18.4 l ± 3.4 versus 17.1 l ± 3.9 am Tag 1 auf 18.5 l ± 4.1 versus 16.3 l ± 3.6, p = 0.006 am Tag 5 sowie des ICW von 26.9 l ± 2.8 versus 25.9 l ± 3.6 am Tag 1 auf 27.9 l ± 3.7 versus 25.4 l ± 3.2, p = 0.001 am Tag 5 auf.

Im Vergleich mit gesunden Teilnehmern, welche einen TBW-Abfall zeigten (ΔTBW -0,6 ± 2,89 l), stieg bei Bergsteigern, die im Verlaufe der Expedition an AMS erkrankten, TBW in den folgenden Tagen signifikant an (ΔTBW + 4,82 ± 4,09 l, p < 0.001).

Bei den Probanden, die am Tag 2 an AMS erkrankten, stieg das TBW signifikant von Tag 1 zum Meßzeitpunkt 5 um 4,8 l ± 4,1 (p = 0,00) an, während die übrigen Probanden 0,6 l ± 2,9 einlagerten, (**Abb. 10**).

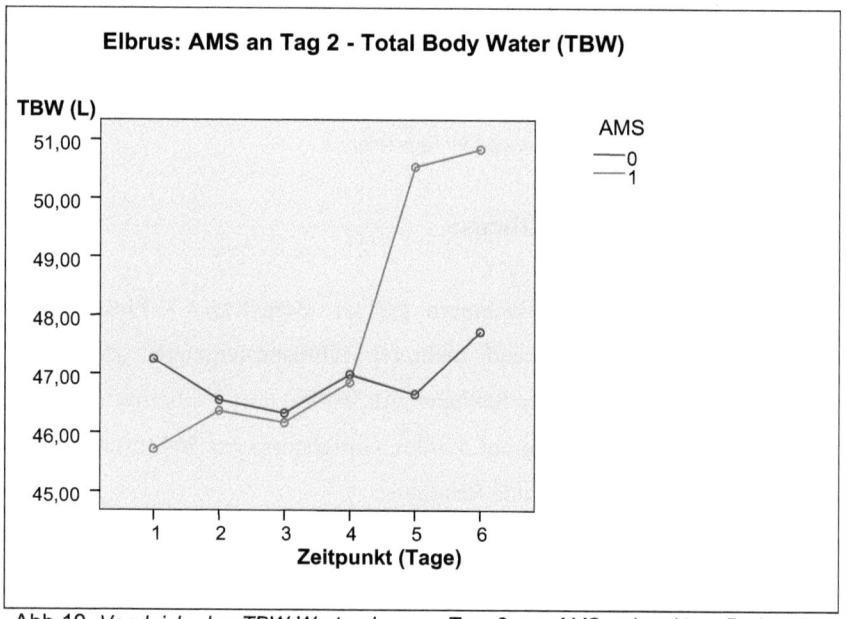

Abb.10 *Vergleich der TBW-Werte der am Tag 2 an AMS erkrankten Probanden (n=10, grüne Kurve) mit den am Tag 2 gesunden Probanden (n=30, blaue Kurve); Meßzeitpunkt 1 auf 2000m, 2-4 auf 3800m, 5 und 6 auf 4200m Höhe; Messung morgens*

Am Morgen nach der physisch stark belastenden Gipfelbesteigung wiesen sowohl die Gesunden als auch die am Tag 2 erkrankten Probanden einen TBW-Anstieg auf (Zeitpunkt 6 in **Abb. 10**).

Teilnehmer, die an Tag 5 an AMS litten, lagerten an den vorhergehenden Tagen nach passivem Aufstieg mittels Seilbahn auf 3800m (zwischen Messung 1 und 2) mehr Flüssigkeit ein als die übrigen Teilnehmer (ΔTBW 1,03 ± 1,76 l vs. ΔTBW 0,32 ± 1,35 l), diese Werte sind aber nicht signifikant (p> 0,05).

Am fünften Tag, am Morgen nach dem Aufstieg auf 4200m mit Übernachtung zeigten die am 2. Tag erkrankten Personen einen Anstieg sowohl des ECW als auch des ICW **(Abb. 11 und 12)**.

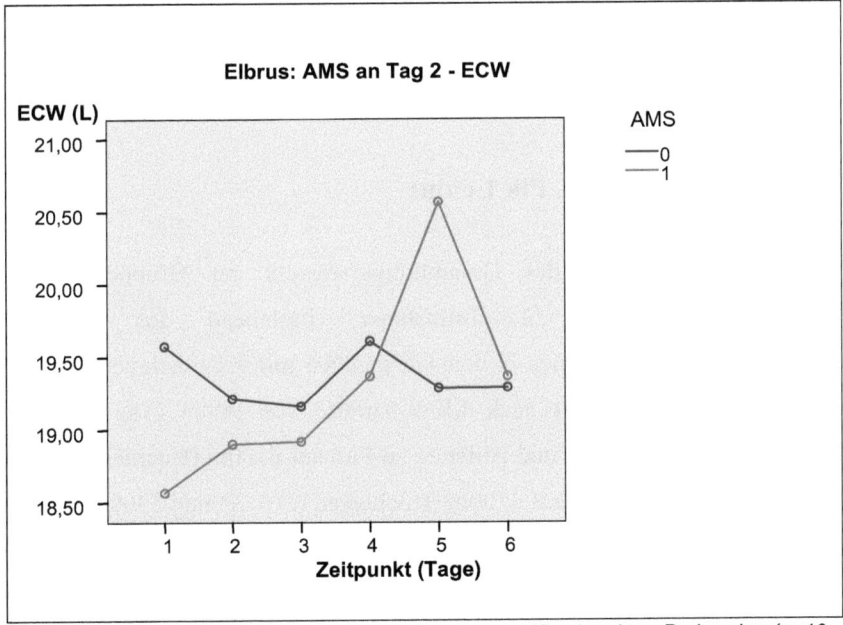

Abb.11 *Vergleich der ICW-Werte der am Tag 2 an AMS erkrankten Probanden (n=10, grüne Kurve) mit den am Tag 2 gesunden Probanden (n=30, blaue Kurve); Meßzeitpunkt 1 auf 2000m, 2-4 auf 3800m, 5 und 6 auf 4200m Höhe; Messung morgens*

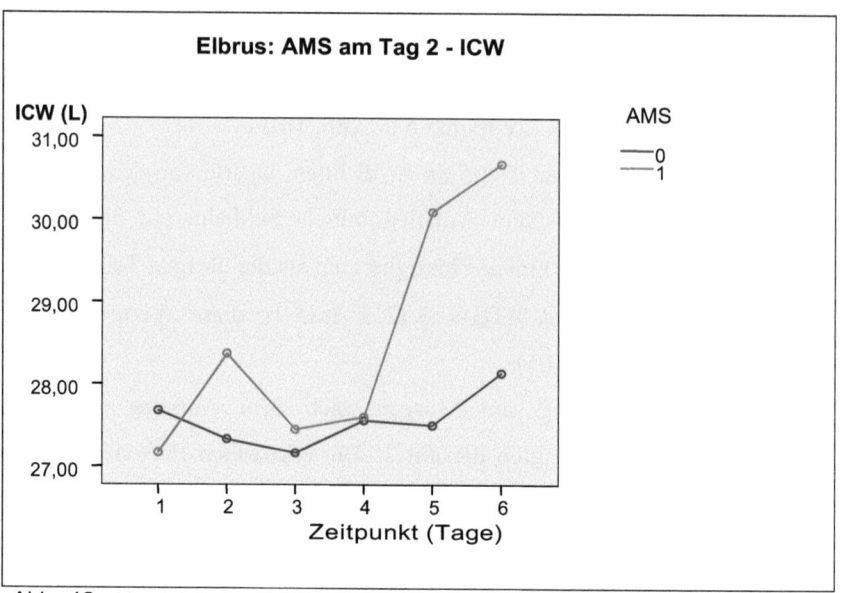

Abb. 12 *Vergleich der TBW-Werte der am Tag 2 an AMS erkrankten Probanden (n=10, grüne Kurve) mit den am Tag 2 gesunden Probanden (n=30, blaue Kurve); Meßzeitpunkt 1 auf 2000m, 2-4 auf 3800m, 5 und 6 auf 4200m Höhe; Messung morgens*

4.4. Gruppe 4, Pik Lenin:

Die Dynamik des Gesamtkörperwassers der Gruppe 4 (täglich 1 Untersuchung, 22 Teilnehmer, bestehend aus 2 getrennten Expeditionsgruppen in den Jahren 2006 mit 9 Teilnehmern und 2007 mit 11 Teilnehmern) nach LKW-Anreise von 900m (Tag 1) auf 3500m (Basislager, BL) und Aufstieg zu Fuß auf 6100m (Hochlager 3, HL 3) mit Zwischenlagern auf 4100m (Hochlager 1, HL 1) und 5300m (Hochlager 2, HL 2) zeigte deutlich den Einfluß körperlicher Belastung und Änderung der Schlafhöhe auf das

TBW. Zunächst werden die Ergebnisse der Expedition von 2006 mit 9 Teilnehmern

betrachtet (**Abb. 13**).

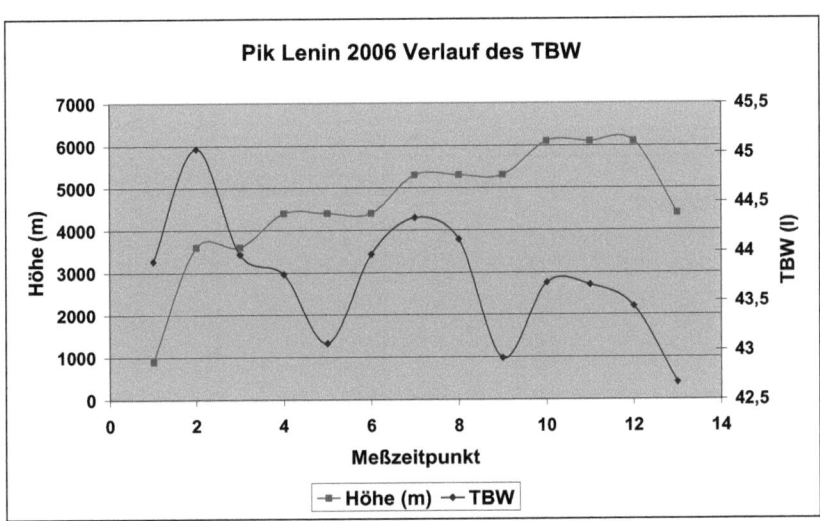

Abb. 13 *Verlauf der Meßwerte des TBW (blaue Kurve) in Gruppe 4 (Meßreihe 2006, n=9); Initialmessung auf 900m Höhe, ab Meßzeitpunkt 2 Basislager (3500m), ab Zeitpunkt 4 Hochlager I (4400m), ab Zeitpunkt 7 Hochlager II (5300m), ab Zeitpunkt 10 Hochlager III (6100m); Alle Messungen außer an Zeitpunkt 7 und 10 (abends) fanden morgens statt. Zwischen Messung 5 und 6 wurde ein anstrengender Materialtransport mit schwerem Gepäck und Aufbau des Hochlagers II durchgeführt.*

Nach Aufstieg in das nächsthöhere Lager (Basislager auf 3500m, Hochlager II auf 5300m, und III auf 6100m) zur Übernachtung stieg hier das Gesamtkörperwasser an, um im Verlaufe der Akklimatisation wieder abzusinken: von 43,9 l ± 6,9 am Ausgangspunkt auf 900m (Zeitpunkt 1) auf 45,0 l ± 5,6 im Basislager (Zeitpunkt 2, 3500m); von morgens 44,0 l ± 6,4 in HL 1 (Zeitpunkt 6) auf 44,3 l ± 8,3 am Abend desselben Tages (Zeitpunkt 7) im HL 2; nach zweitägiger Akklimatisation von 42,9 l ± 6,5 morgens in HL 2 (Zeitpunkt 9) auf 43,7 l ± 8,9 am Abend desselben Tages in HL 3 (Zeitpunkt 10). Insgesamt fiel das TBW von 43,9 l ± 6,9 am Tag 1 auf 42,7 l ± 6,0 am Tag 13 ab, p=0,003.

4 der 9 Probanden gaben während des Höhenaufenthaltes AMS an (ab Punktwert 4). Der AMS-score entspricht in seiner Dynamik dem Höhenprofil, wie auf der **Abb. 14** zu sehen: Nach jedem Aufstieg in das

nächsthöhere Lager stieg der score an und fiel bereits am 2. Tag auf der gleichen Höhe ab.

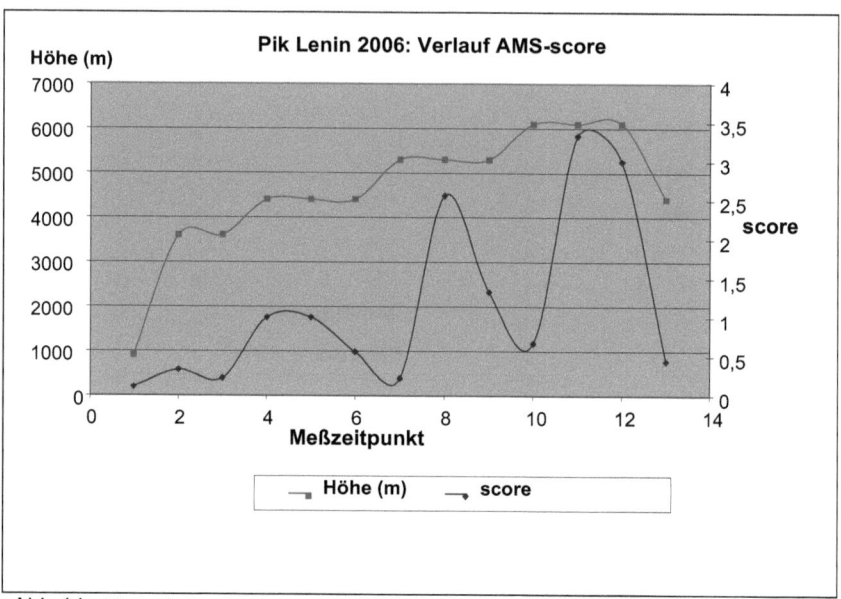

Abb.14 Verlauf des AMS-scores (blaue Kurve) in Gruppe 4 (Meßreihe 2006, n=9); Initialmessung auf 900m Höhe, ab Meßzeitpunkt 2 Basislager (3500m), ab Zeitpunkt 4 Hochlager I (4400m), ab Zeitpunkt 7 Hochlager II (5300m), ab Zeitpunkt 10 Hochlager III (6100m); Alle Messungen außer an Zeitpunkt 7 und 10 (abends) fanden morgens statt.

Es ergab sich ein signifikanter Unterschied zwischen Probanden, die im Verlaufe der Expedition an AMS erkrankten (TBW-Anstieg um 2,4 l ± 2,3) und gesunden Probanden, welche von Zeitpunkt 6 zu 8 Flüssigkeit verloren (-1,6 l ± 0,9), p = 0,009. Der Unterschied im Flüssigkeitsshift von Meßzeitpunkt 1 zu 8 von −1,4 l bei Gesunden vs. +2,2l bei AMS-Patienten zeigt ebenso eine Tendenz zur Signifikanz (p = 0,055), wie von Messung 7 (abends nach aktivem Aufstieg von 4400 auf 5300m) zu 8 (darauffolgender Morgen): -2,3 l bei Gesunden, 2,4 l bei AMS-Patienten, p = 0,074 **(Abb. 15)**.

3 Probanden, welche zum Zeitpunkt 11 an AMS litten, lagerten bei Betrachtung des Zeitraumes 6-10 bereits im Vorfeld signifikant Wasser ein (2,6 l ± 2,2; p = 0,043), während die gesunden Teilnehmer Wasser verloren (-1,8 l ± 2,2).

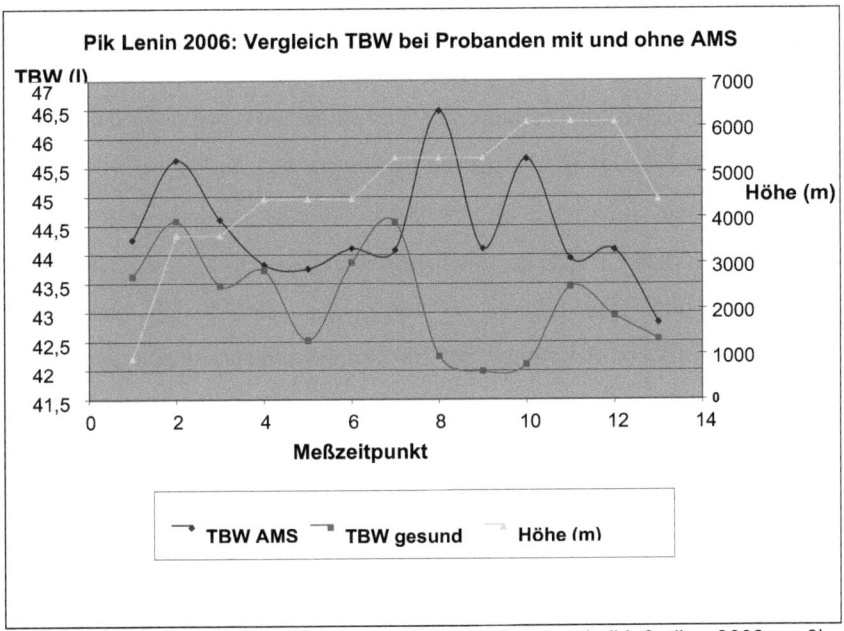

Abb.15 Verlauf der Meßwerte des TBW in Gruppe 4 (Meßreihe 2006, n=9); Initialmessung auf 900m Höhe, ab Meßzeitpunkt 2 Basislager (3500m), ab Zeitpunkt 4 Hochlager I (4400m), ab Zeitpunkt 7 Hochlager II (5300m), ab Zeitpunkt 10 Hochlager III (6100m); Alle Messungen außer Zeitpunkt 7 und 10 (abends) fanden morgens statt. Zwischen Messung 5 und 6 fand ein anstrengender Materialtransport mit schwerem Gepäck und Aufbau des Hochlagers II statt.

Die im Juli 2007 durchgeführte Expedition zum Pik Lenin bestätigte die Meßergebnisse des Vorjahres. Die TBW-Dynamik ist analog zum Vorjahr bei wetterbedingt leicht verändertem Aufstiegsschema. Das TBW sinkt von 43,1 l an Tag 1 auf 41,1 l am letzten Meßtag, p =0,006. Nach den Aufstiegen in Lager 2 und 3 steigt TBW jeweils an (**Abb. 16**).

Die stärkere Flüssigkeitseinlagerung von Tag 5 zu Tag 7 (entspricht vom Ablauf her 6 zu 8 im Vorjahr) bei Teilnehmern, die im Verlaufe der Expedition an AMS erkrankten (3,55 l ± 1,25) im Vergleich mit Gesunden (1,22 l ± 1,89 l) ist signifikant (p = 0,028).

Faßt man diese Bergsteigergruppe mit der Vorjahresgruppe vom Pik Lenin zusammen, ergibt sich ein hochsignifikantes Ergebnis mit p = 0,006.

In der zusammengefassten Gruppe lagerten die Personen mit AMS-Symptomen im Verlaufe der Expedition von Tag 1 zu Tag 8 signifikant mehr Flüssigkeit ein, als die Gesunden, welche Wasser verloren: 2,88 l ± 2,56 vs. -0,24 l ± 2,73; p = 0,018. Dieselbe Tendenz zeigt sich von Tag 7 zu 8: 2,20 l ± 2,23 bei AMS-Erkrankten vs. -2,28 l ± 4,91 bei Gesunden; p = 0,009. Hier bestand im vergangenen Jahr bereits eine Tendenz zur Signifikanz. Allerdings gab 2007 kein Teilnehmer nach dem im Vergleich zu 2006 längeren Aufenthalt in Lager 2 AMS-Symptome an, weshalb mit den Daten von 2007 keine Aussagen zum prädiktiven Effekt getroffen werden können.

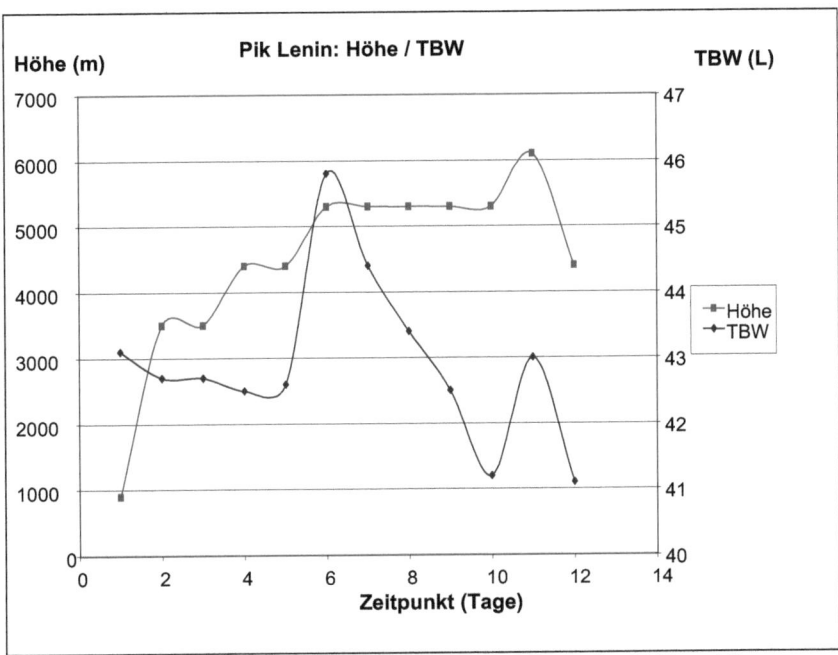

Abb.16 *Verlauf der Meßwerte des TBW in Gruppe 4 (Meßreihe 2007, n=11); Initialmessung auf 900m Höhe, ab Meßzeitpunkt 2 Basislager (3500m), ab Zeitpunkt 4 Hochlager I (4400m), ab Zeitpunkt 6 Hochlager II (5300m), Zeitpunkt 11 Hochlager III (6100m); Alle Messungen außer Zeitpunkt 6 (abends) fanden morgens statt. Am Tage vor Messung 5 fand ein anstrengender Materialtransport mit schwerem Gepäck und Aufbau des Hochlagers II statt.*

4.5. Gruppe 5: Hypoxiekammer

In der Hypoxiekammer bestand die Möglichkeit, die Probanden engmaschig in Intervallen von ca. 30-50 min auf einer simulierten Höhe von 4500m über Nacht zu untersuchen. Die simulierte Höhe wurde jeweils morgens auf 5500m angehoben. Parallel zur Bioimpedanzanalyse wurde alle ca. 3 Stunden Echokardiographie durchgeführt, um eine Rechtsherzbelastung durch pulmonale Hypertonie frühzeitig zu erkennen. Hier zeigte sich eine signifikante Korrelation des Gesamtkörperwassers (TBW), $p<0,05$, $r=0,67$ mit dem Durchmesser des rechten Ventrikels über der Trikuspidalklappenebene (DRV3), s. **Abb. 17**.

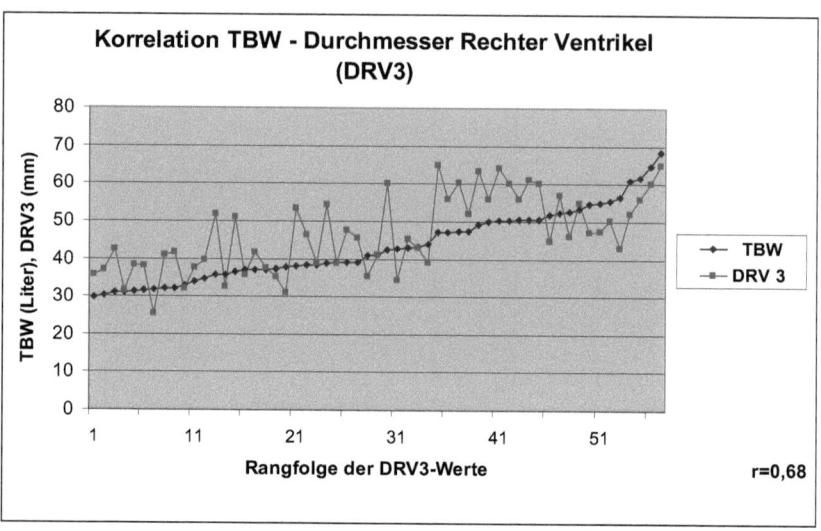

Abb. 17 *Gruppe 5, Hypoxiekammer (n=34): Je größer der Durchmesser des rechten Ventrikels DRV (Rechtsherzbelastung), desto höher das TBW; Korrelation r=0,68; p<0,05. Werte geordnet nach Höhe des DRV.*

In der ersten Meßreihe litten 7 von 13 Teilnehmern an AMS. Ein Proband entwickelte ein Höhenhirnödem ohne Bezug zu einem TBW-Anstieg.

Während der ersten 2 Stunden nach Beginn der Hypoxieexposition stieg bei 11 von 13 Teilnehmern ohne Auftreten von AMS-Symptomatik das TBW um > 2 Liter, während es bei 2 Teilnehmern absank.

In den frühen Morgenstunden zwischen 4.00 und 6.00 Uhr (Zeitpunkt 10-14 in Abb. 21 stieg TBW bei 9 von 13 Probanden erneut an. Von 5 Personen, welche > 5 Liter einlagerten litten 4 an AMS!

Nach Anheben der Höhe auf 5500m stieg innerhalb von 4 Stunden TBW bei 9 von 11 in der Kammer verbliebenen Teilnehmern erneut an. Von diesen 9 Personen litten 7 an AMS. 4 von diesen 9 Teilnehmern wiesen gleichzeitig einen Anstieg von DRV, PAP und des NT-pro-BNP-Wertes auf.

9 von 13 Probanden zeigen einen Anstieg des pulmonalarteriellen Druckes (PAP) nach 4.00 Uhr morgens > 15 mmHg im Vergleich zum Initialwert;

bei 7 Probanden stieg der PAP auf > 30 mmHg. 4 dieser Probanden mit Pulmonaler Hypertonie zeigten einen AMS-score > 4.

Bei der statistischen Auswertung ergab sich keine signifikante Korrelation zwischen TBW und PAP sowie TBW und NT-pro-BNP.
Zur Überprüfung der Rohwerte wurde die Korrelation von Resistance R (Ohmscher Widerstand) und DRV3 bei den 20 männlichen Teilnehmern der Hypoxiekammer-Meßreihen analysiert. Auch hier ergibt sich eine signifikante Korrelation r = -0,47; p < 0,05, s. **Abb. 18.**

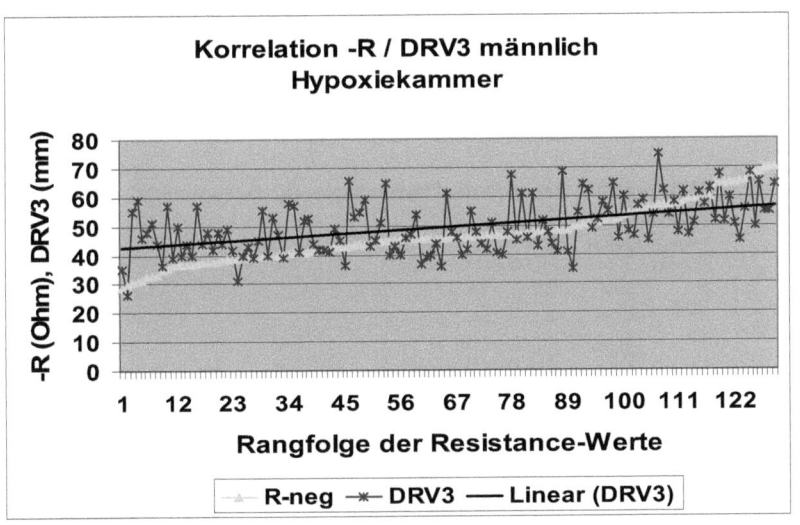

Abb.18 *Gruppe 5, Hypoxiekammer, männliche Probanden (n=20): Je größer der rechtsventrikuläre Durchmesser DRV, desto niedriger der ohmsche Widerstand R. Negative Korrelation r= -0,47; p<0,05; Werte geordnet nach Höhe des DRV.*

4.5.1. Messungen der transthorakalen Impedanz:

Um die Entstehung eines Höhenlungenödems besser beurteilen zu können, wurde in der Hypoxiekammer zusätzlich begonnen, die transthorakale Resistance zu messen. Diese Messung wurde an 21 Probanden durchgeführt.

Abb. 19 (Mittelwerte Resistance) zeigt zunächst einen Anstieg der Resistance von Zeitpunkt 1 (Normoxie) auf 2 (4500m), was mit der erhöhten Atemtiefe zu erklären ist. Nach Anheben der simulierten Höhe auf 5500m ab Zeitpunkt 11 steigt die Resistance atembedingt erneut stark an.

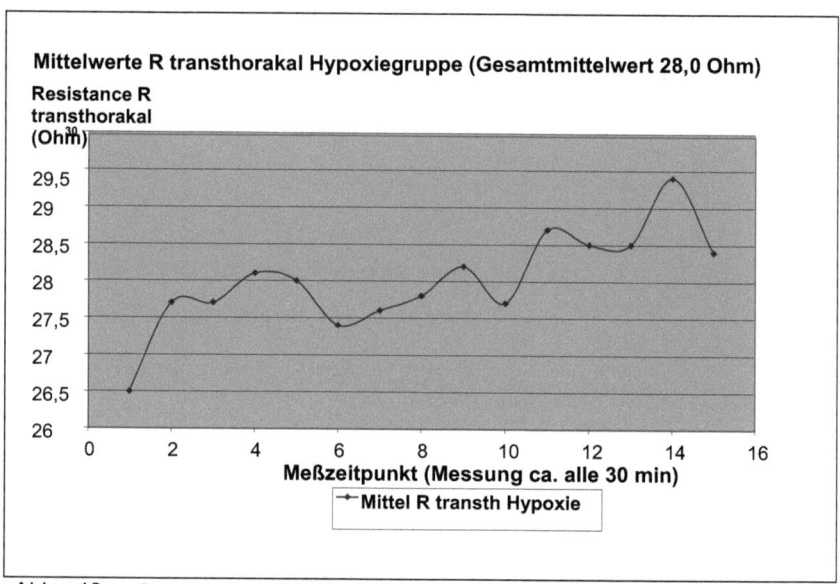

Abb. 19 *Gruppe 5, n=34: Verlauf des transthorakal gemessenen ohmschen Widerstandes (Resistance R) innerhalb einer Nacht in der Hypoxiekammer; Messung 1 in Normoxie, 2-10 auf 4500m, 11-15 auf 5500m simulierter Höhe*

Zwecks verbesserter Analyse der Impedanzdynamik wurde bei der letzten Meßreihe in der Hypoxiekammer ein speziell für die Studie neu entwickeltes Meßgerät eingesetzt, welches sehr engmaschig in Meßintervallen von 1-4 Sekunden die Resistance mißt. Dieses Gerät wurde im Anschluß für die Untersuchung der Kontrollgruppe verwendet. **Abb. 20** zeigt deutlich in einer Beispielmessung die Atemabhängigkeit der transthorakalen Resistance.

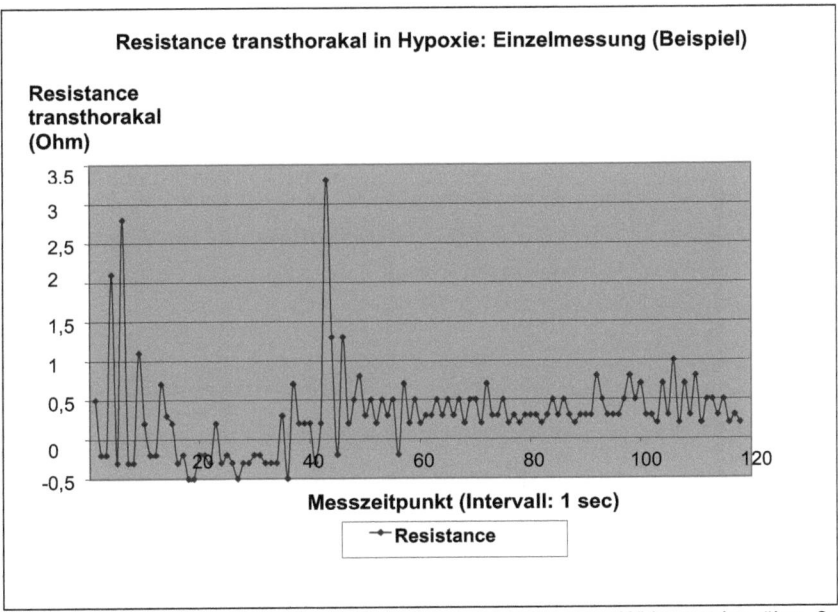

Abb. 20 *Verlauf des transthorakal gemessenen ohmschen Widerstandes über 2 Minuten*

Nach einer Eingewöhnzeit von ca. einer Minute beruhigt sich die Atmung auf eine Frequenz von ca. 20/min (in Hypoxie auf simulierter Höhe von 4500m!).

Abb. 21 zeigt die Dynamik der Resistance bei dem bisher einzigen unter Hypoxiebedingungen kontinuierlich gemessenen Probanden (Meßintervall 1 sec). Aufgrund technischer Probleme war eine Messung während der gesamten Nacht nicht möglich.

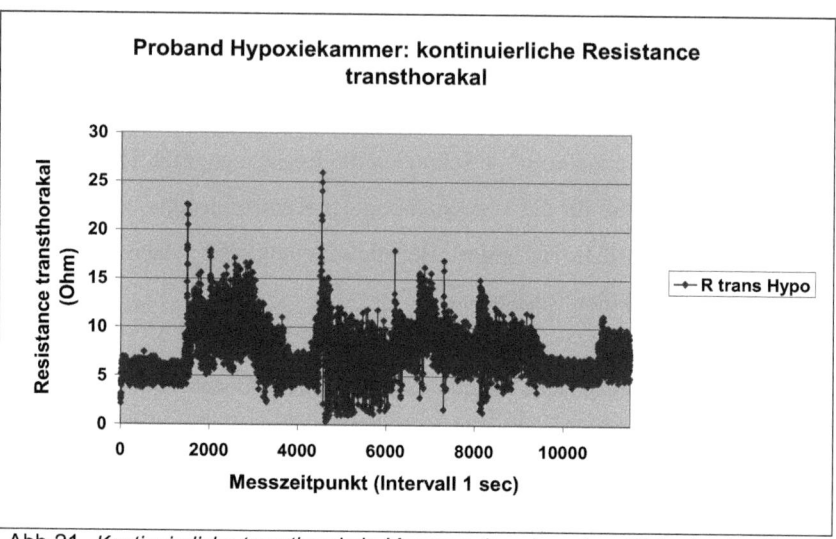

Abb.21 *Kontinuierliche transthorakale Messung des ohmschen Widerstandes über 3 Stunden an einem Probanden in simulierter Höhe von 4500m. Häufige Störung der Ruhe durch klinische Untersuchung, Echokardiographie und periodische periphere Impedanzmessung.*

Die beobachtete Periode ist von häufigem Lagewechsel und, wegen der laufenden parallelen Untersuchungen, von Unruhe geprägt, was man an der großen Amplitude der Meßwerte, bedingt durch tiefe Atemzüge, und dem wechselnden Niveau der Kurve erkennen kann. Der Proband klagte gegen Morgen nach Anheben der simulierten Höhe auf 5500m über Höhenkrankheit. Dieser Zeitpunkt konnte aber von dem Meßgerät nicht mehr erfaßt werden.

Der Vergleich der Resistance-Mittelwerte der 21 Probanden, an denen eine transthorakale Impedanzmessung im Meßintervall von 30 min in der Hypoxiekammer durchgeführt wurde, und der Kontrollgruppe (n=10, transthorakale Resistancemessung , Meßintervall: 4 sec) zeigt, daß die Resistance unter normoxischen Bedingungen nur sehr geringe atembedingte Schwankungen aufweist, während die Werte in Hypoxie eine deutlichere Änderung als Reaktion auf zunehmende Hypoxie zeigen **(Abb.22)**.

Die Resistance steigt zunächst vom Ausgangswert 26,1 Ohm in Normoxie auf 27,5 Ohm (simulierte Höhe 4500m) an, was durch die vertieften Atembewegungen verursacht wird. Bei den letzten 5 Messungen steigt aus dem gleichen Grund die Resistance bis auf 29,6 Ohm an, nachdem die Höhe auf 5500m angehoben wurde. Eine kontinuierliche Impedanzmessung in einer größeren Probandengruppe konnte in Hypoxie noch nicht erfolgen wegen fehlender technischer Voraussetzungen.

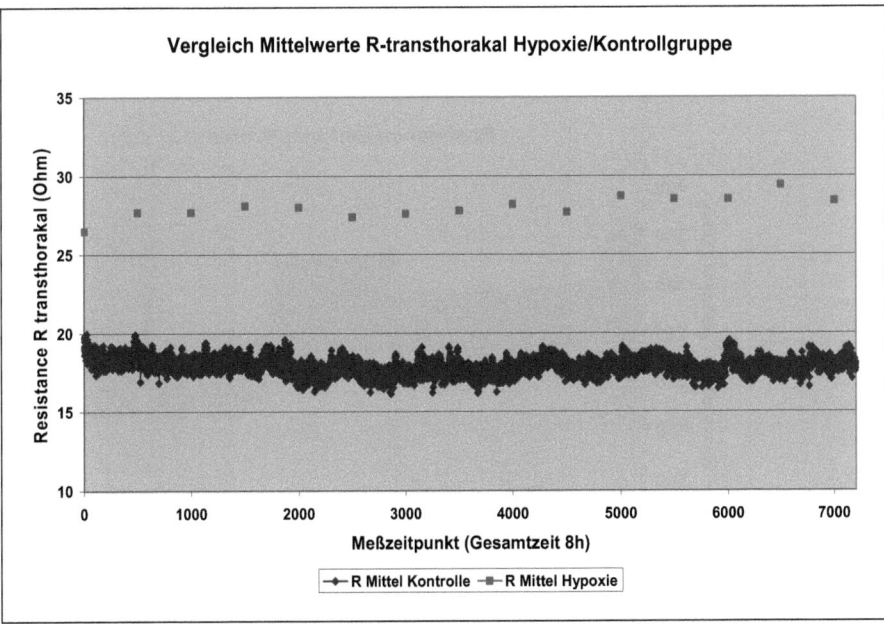

Abb.22 *Vergleich des transthorakal gemessenen ohmschen Widerstandes in der Kontrollgruppe 6 (kontinuierliche Messung, n=10) mit den Meßwerten der Gruppe 5 (Hypoxiekammer, n=34, Meßintervall ca. 30 min). Die Werte der Kontrollgruppe weisen wesentlich geringere Schwankungen um ihren Mittelwert (18 Ohm) auf als die in Hypoxie gemessenen Werte (Initialmessung in Normoxie, 2.-10. Messung auf 4500m, 11.-15. Messung auf 5500m simulierter Höhe), die bei Zunahme der Hypoxie ansteigen. Vergrößerte Darstellung s. Abb 26.*

4.6. Gruppe 6: Kontrollgruppe

Zwei Kontrollgruppen wurden zum Ende der Arbeit in Normoxie mit kontinuierlicher peripherer (n=6) oder transthorakaler (n=10) Impedanzmessung über Nacht untersucht. Die periphere kontinuierliche Messung erwies sich als sehr artefaktbehaftet, da bereits das unkontrollierte Beugen oder Strecken des Armes zu erheblichen Widerstandsänderungen führt, s. **Abb. 23** (Einzelfalldarstellung periphere Messung) und **Abb. 24** (Mittelwert Kontrollgruppe peripher). Deshalb wurde diese Methode nicht an weiteren Probanden angewendet.

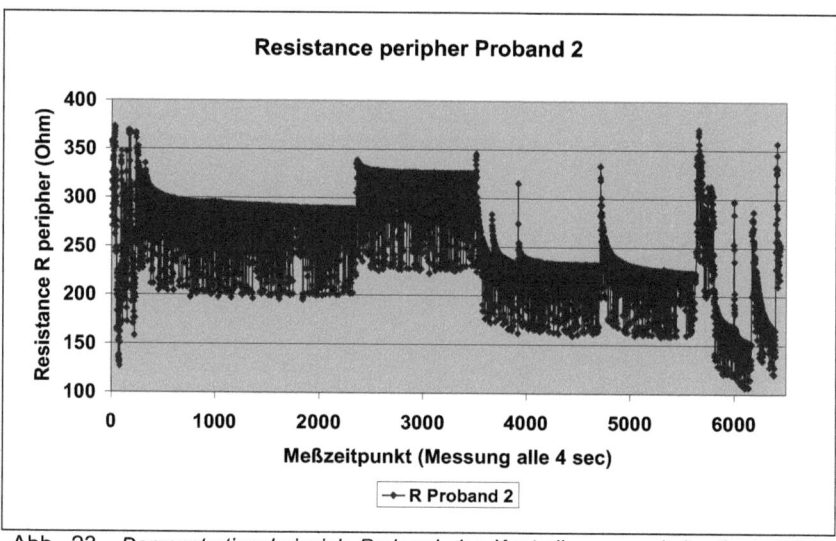

Abb. 23 *Demonstrationsbeispiel: Proband der Kontrollgruppe mit kontinuierlicher peripherer Impedanzmessung über 7 Stunden: starke Impedanzänderungen bei Lageänderung im Schlaf*

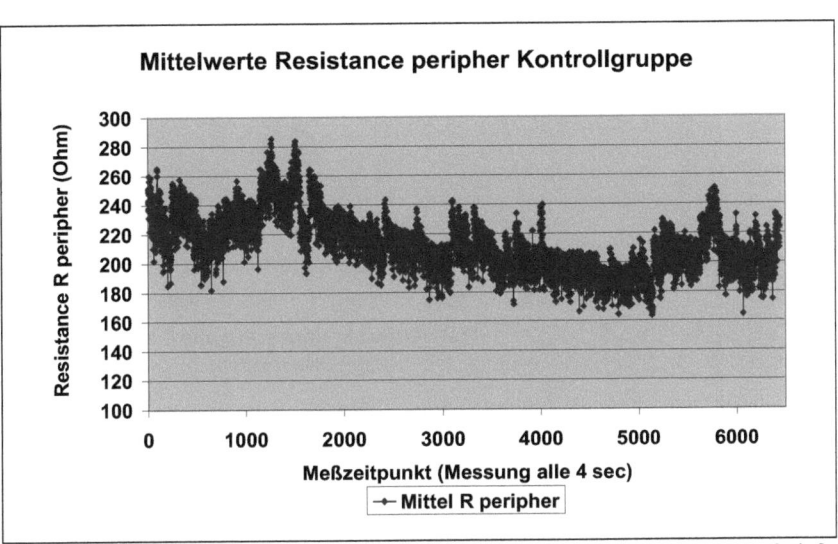

Abb. 24 *Mittelwerte der kontinuierlich gemessenen peripheren Resistance bei 6 Probanden der Kontrollgruppe über 7 Stunden: Durch die starken Schwankungen (bis 60 Ohm in wenigen Sekunden) ist diese Methode für die Langzeitaufzeichnung nicht verwertbar.*

Auch bei der transthorakalen Messung kommt es bei unruhigem Schlaf beim derzeitigen technischen Stand zu Artefakten und lageabhängiger Widerstandsänderung, **Abb.25** (Einzelfalldarstellung) und **Abb. 26** (Mittelwerte Kontrollgruppe). Die Schwankungen sind aber wesentlich geringer als bei der peripheren Messung.

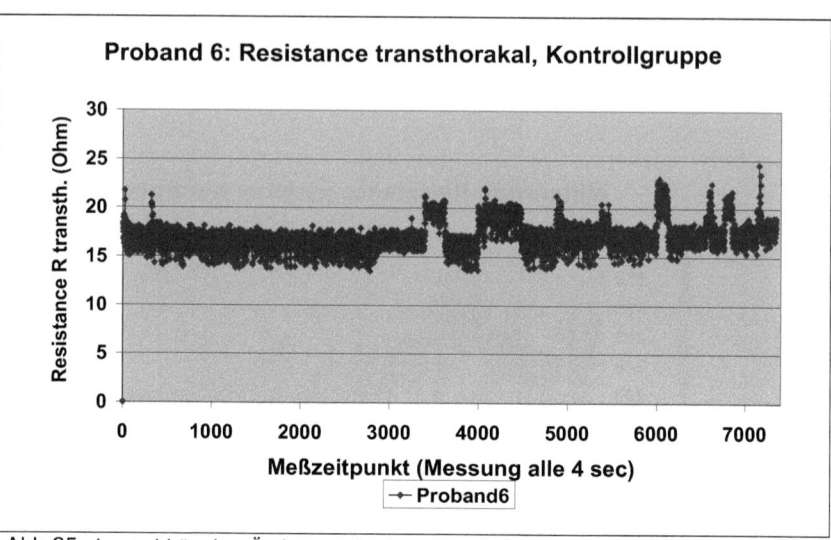

Abb.25 *Lageabhängige Änderung der transthorakal gemessenen Resistance über 8 Stunden bei einem Probanden der Kontrollgruppe*

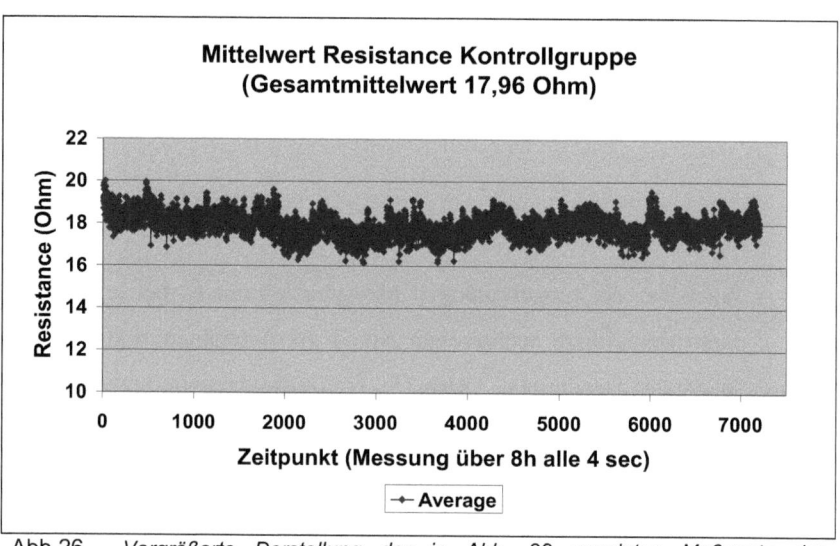

Abb.26 *Vergrößerte Darstellung der in Abb. 22 gezeigten Meßwerte der Kontrollgruppe mit kontinuierlicher transthorakaler Resistancemessung über 8 Stunden. Die Werte schwanken zwischen 16,5 und 19,1 Ohm, wenn die artefaktbedingten Spitzen gefiltert werden.*

4.7. Einzelfallbeispiele: Patienten mit Höhenkrankheit
4.7.1. Probanden der Hypoxiekammer:

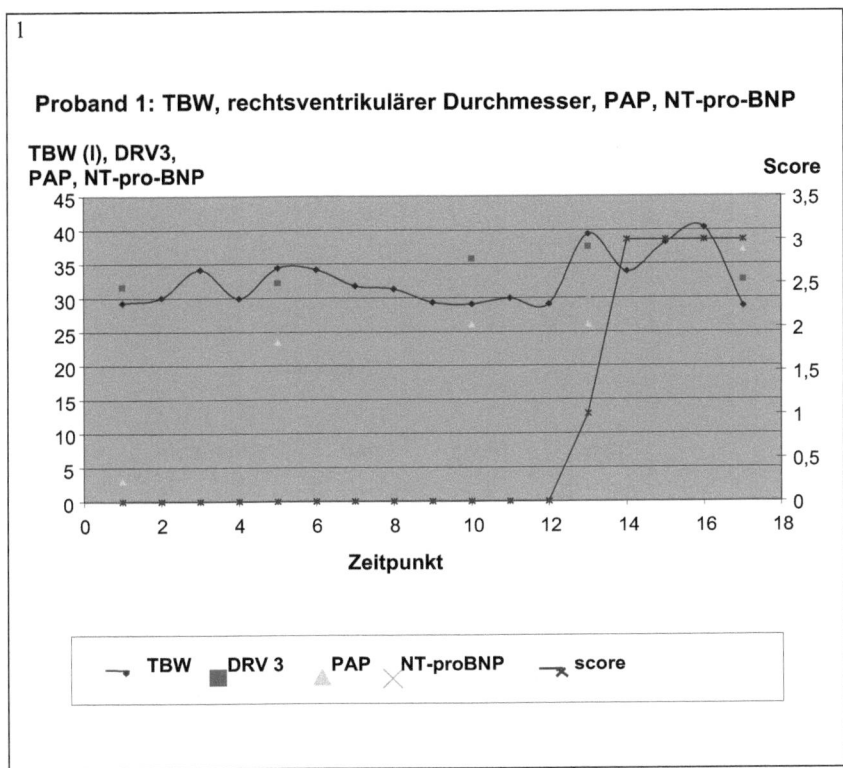

Abb. 27 *Einzellfalldemonstration eines Probanden über 8 Stunden in der Hypoxiekammer mit Entwicklung von AMS. Messung 1 in Normoxie, 2-12 auf 4500m, 13-17 auf 5500m simulierter Höhe; Meßintervall für TBW und AMS-score ca. 30 min, NT-pro-BNP 2-4 Stunden, DRV und PAP je nach technischen Möglichkeiten 1,5-2,5 Stunden; Anstieg des PAP, des DRV und NT-pro-BNP sowie des TBW, besonders nach Anhebung der simulierten Höhe auf 5500m, gefolgt von einem Anstieg des AMS-scores.*

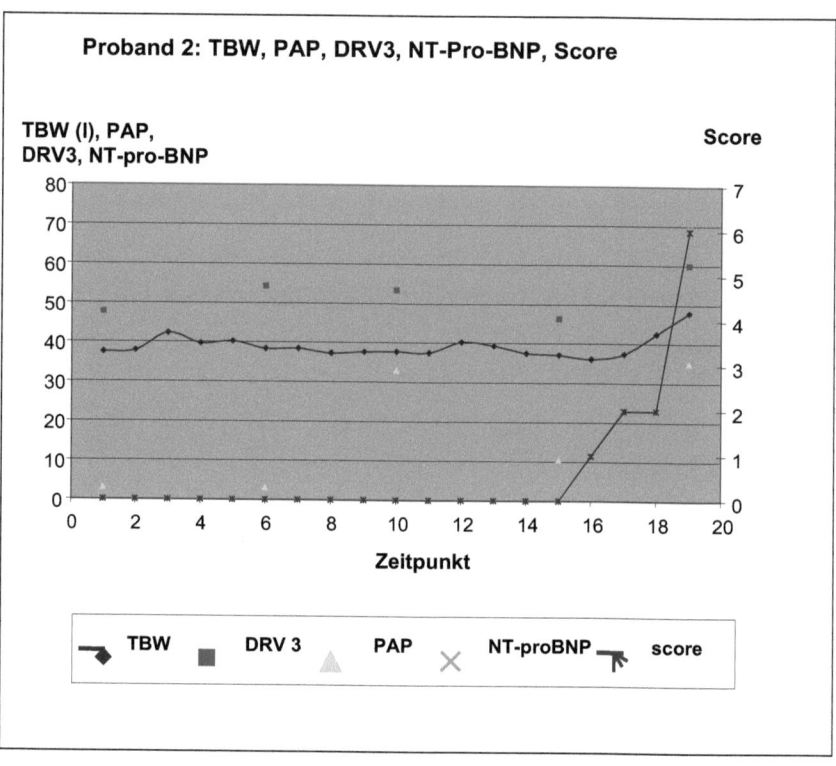

Abb. 28 Einzellfalldemonstration eines Probanden über 9 Stunden in der Hypoxiekammer mit Entwicklung von AMS. Messung 1 in Normoxie, 2-15 auf 4500m, 16-19 auf 5500m simulierter Höhe; Meßintervall für TBW und AMS-score ca. 30 min, NT-pro-BNP 2-4 Stunden, DRV und PAP je nach technischen Möglichkeiten 1,5-2,5 Stunden; Anstieg des PAP, des DRV und NT-pro-BNP sowie des TBW, besonders nach Anhebung der simulierten Höhe auf 5500m, begleitet von einem Anstieg des AMS-scores.

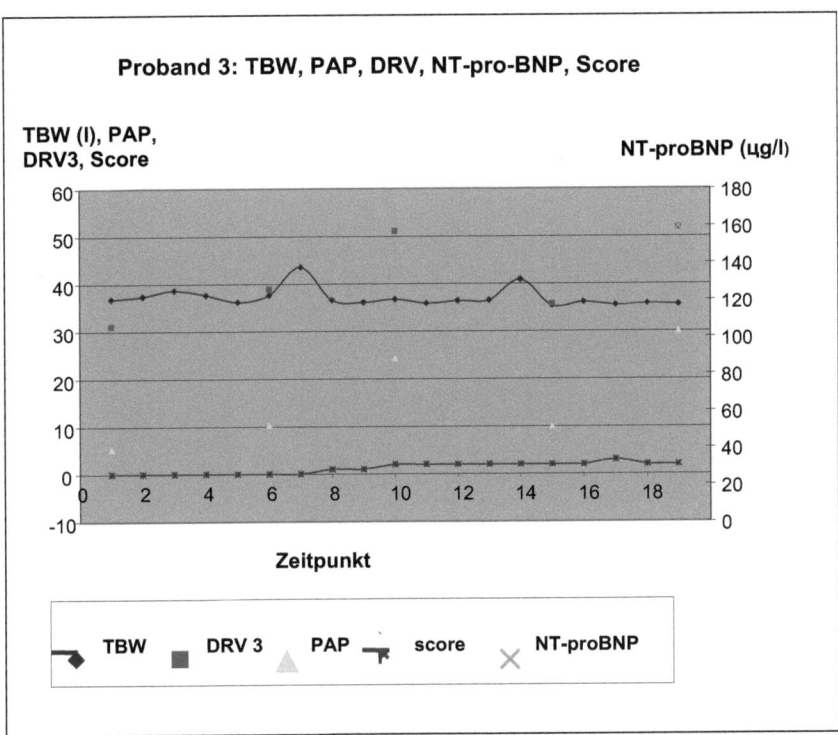

Abb. 29 Einzellfalldemonstration eines Probanden über 9 Stunden in der Hypoxiekammer mit Entwicklung von AMS. Messung 1 in Normoxie, 2-15 auf 4500m, 16-19 auf 5500m simulierter Höhe; Meßintervall für TBW und AMS-score ca. 30 min, NT-pro-BNP 2-4 Stunden, DRV und PAP je nach technischen Möglichkeiten 1,5-2,5 Stunden; Deutlicher Anstieg des NT-Pro-BNP von initial 17 auf 160 µg/l zu sehen, was in Zusammenhang mit dem PAP-Anstieg für eine Rechtsherzbelastung spricht.

In **Abb. 30** ist der Parameterverlauf des einzigen Probanden der Hypoxiekammer mit beginnender Symptomatik eines Lungenödems dargestellt. Hier korrelieren Resistance-Abfall, sowohl peripher als auch transthorakal gemessen, PAP-Anstieg und rechtsventrikuläre Dilatation mit Verstärkung der Hypoxämie und AMS-score-Anstieg. Bei dem Probanden lag zu Beginn bereits ein Infekt der oberen Atemwege vor, was als verstärkender Faktor bei der HAPE-Entstehung gilt. Der Proband mußte die Hypoxiekammer verlassen. Höhenkrankheit lag ab Zeitpunkt 8 vor.

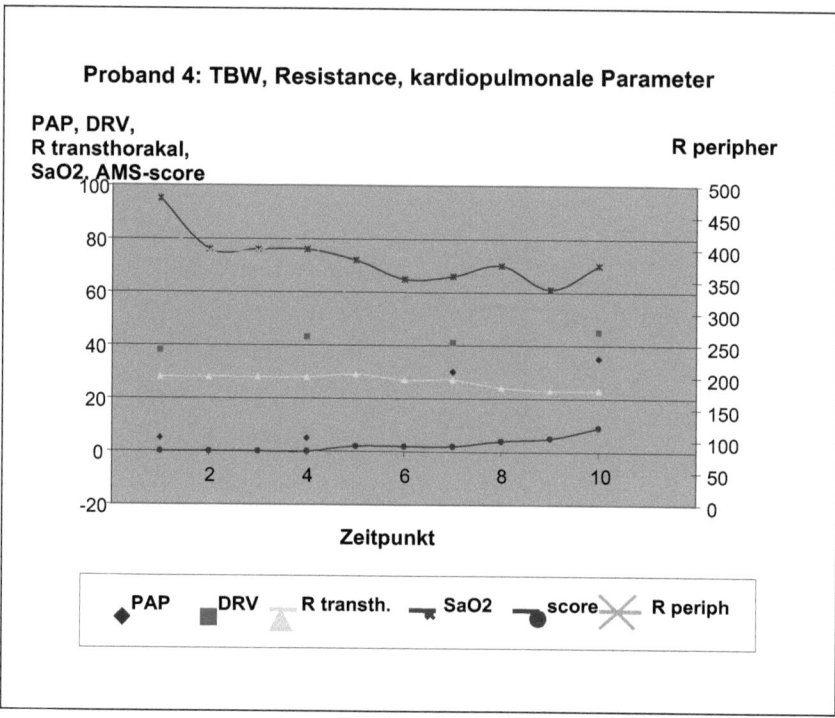

Abb. 30 Einzellfalldemonstration eines Probanden über 5 Stunden in der Hypoxiekammer mit Entwicklung eines Lungenödems. Messung 1 in Normoxie, 2-10 auf 4500m simulierter Höhe; Meßintervall für Resistance, SaO_2 und AMS-score ca. 30 min, DRV und PAP je nach technischen Möglichkeiten ca. 2 Stunden.

An der letzten Meßreihe nahm ein Proband mit Verdacht auf HAPE in der Anamnese teil. Das Lungenödem war 2007 auf einer Treckingtour in Nepal nach einer körperlich anstrengenden Überquerung eines 5400m hohen Passes nach mehreren Übernachtungen über 4000m aufgetreten. Es wurde nach Abtransport mit dem Hubschrauber (unterwegs Besserung der Symptome) im Krankenhaus jedoch nur auskultatorisch diagnostiziert. Der Patient gab außerdem Gangataxie und eine gestörte Orientierung an. Im CCT wurde ein Hirnödem ausgeschlossen, es wurde aufgrund der einseitigen Symptomatik eine cerebrale Ischämie vermutet.

In der Hypoxiekammer zeigte der Patient (**s. Abb. 31**) einen deutlichen SaO_2-Abfall von 98% in Normoxie (Zeitpunkt 1) bis auf 49% am Zeitpunkt 10, nachdem nach der 8.Messung die simulierte Höhe von 4500 auf 5500m angehoben wurde. Hier erfolgt auch ein Abfallen der peripheren Resistance um 60 Ohm. Die transthorakale Resistance sinkt bei Zeitpunkt 4 von 18 Ohm in Normoxie auf 15 Ohm. Bereits am Zeitpunkt 5 steigen PAP (von 19 mmHg in Normoxie auf 41 mmHg bei 4500m) und DRV (um 3 mm) sichtbar an. Ab Zeitpunkt 10 ist der Patient höhenkrank (score 5), gibt Ataxie und innere Unruhe sowie Dyspnoe an, die sich im Sitzen bessert. Auskultatorisch lassen sich keine Rasselgeräusche feststellen. Die Messung wurde abgebrochen.

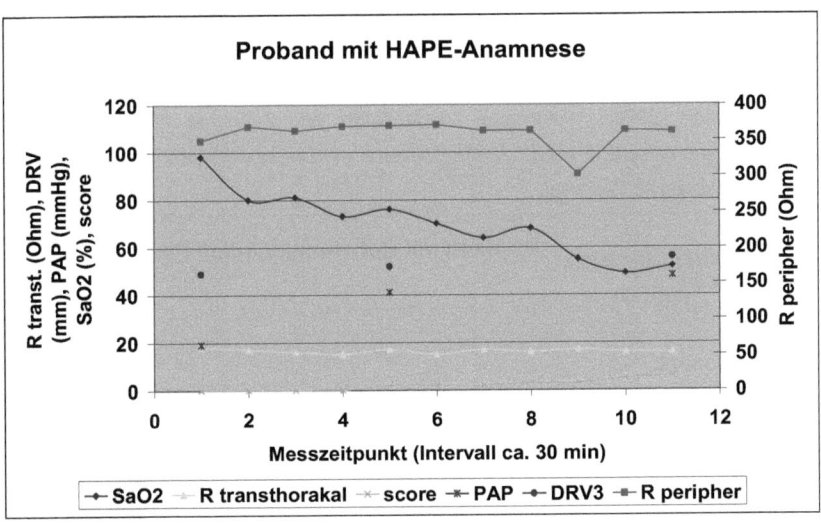

Abb. 31 *Einzellfalldemonstration eines Probanden über 5,5 Stunden in der Hypoxiekammer mit HAPE in der Anamnese. Messung 1 in Normoxie, 2-11 auf 4500m simulierter Höhe; Meßintervall für Resistance, SaO_2 und AMS-score ca. 30 min, DRV und PAP je nach technischen Möglichkeiten ca. 2,5 Stunden. Ab Zeitpunkt 10 ist der Patient höhenkrank.*

4.7.2. Fallbeispiele vom Pik Lenin 2008 (außerhalb der statistisch bearbeiteten Meßreihen):

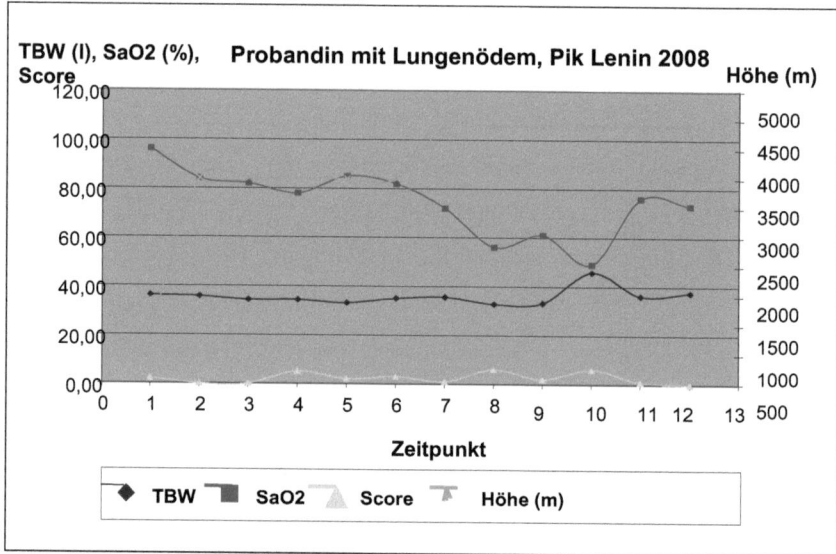

Abb. 32 *Dynamik des TBW und der Sauerstoffsättigung einer Bergsteigerin am Pik Lenin 2008; nächtliches Lungenödem am Zeitpunkt 10 (Extramessung) nach Materialtransport auf 5300m; Therapie mit Dexamethason; Messungen morgens und abends im Wechsel.*

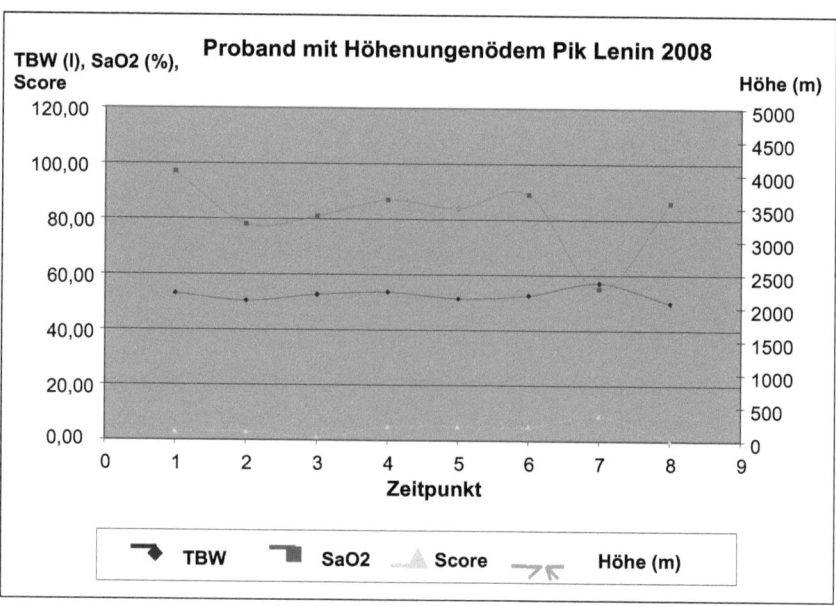

Abb. 33 *Bergsteiger nach körperlicher Überlastung während des Aufstieges vom Basislager (3500m) zum Hochlager I auf 4400m: ausgeprägtes Lungenödem mit brodelndem Atemgeräusch am Zeitpunkt 7 (abends). Abtransport mit Pferd zurück ins Basislager; Aufstieg ins Basislager nach einigen Tagen, Kontrollmessung (Zeitpunkt 8). Messungen bis Zeitpunkt 6 morgens und abends im Wechsel.*

4.8. Tab. 4: Übersicht der wichtigsten Ergebnisse der Studie

Gruppe	Probanden	Zeit	Parameter	p	Kapitel
Goldmine	154 gesund	1-5	TBW-Verlust -1,4 l	0,008	**4.1**
3800m	6 AMS	1-5	TBW-Anstieg 0,23 l	0,008	**4.1**
	gesamt	1-5	TBW von 42.3 l auf 41,0 l	0,001	**4.1**
Elbrus	26 gesund	1-5	TBW von 43,0 l auf 41,7 l	0,002	**4.3**
3800m	14 AMS	1-5	TBW von 45,3 l auf 46,4 l	0,002	**4.3**
Pik Lenin	11 gesund	1-8	TBW-Verlust -0,24 l	0,018	**4.4**
900 bis	9 AMS	1-8	TBW-Anstieg 2,88 l	0,018	**4.4**
5300m	gesamt	1-13	TBW von 43,1 l auf 41,1 l	0,006	**4.4**
4400 bis	11 gesund	7-8	TBW-Verlust -2,28 l	0,009	**4.4**
5300m	9 AMS	7-8	TBW-Anstieg 2,20 l	0,009	**4.4**
Hypoxie-	6 gesund	1-5	Korrelation TBW/DRV;	< 0,05	**4.5**
kammer	7 AMS		r=0,67		
4500-5500m	*Einzelfälle*		Anstieg von DRV, PAP und NT-pro-BNP		**4.7**

Da die Probandengruppen unter unterschiedlichen Bedingungen (Ort, Aufstiegstempo und - Profil, Höhe, Hypoxiekammer) untersucht wurden, können die Ergebnisse der einzelnen Gruppen nicht miteinander in Beziehung gesetzt werden. Daher ist eine gesonderte Betrachtung nötig.

5. Diskussion:

Die vorliegenden Ergebnisse zeigen, daß ein Aufstieg in große Höhen über 3500m zeitweilig zur Einlagerung von Flüssigkeit in den Organismus und somit zum Anstieg des Total Body Water führt. Insgesamt resultiert bei Betrachtung des gesamten Höhenaufenthaltes der Probanden, wie erwartet, ein Flüssigkeitsverlust im Verlauf. Dieses läßt sich in jeder Probandengruppe beobachten.

Im Verlaufe des Höhenaufenthaltes gaben 6 der 160 Probanden der Gruppe 1 (Goldminenarbeiter) AMS an. 9 der Teilnehmer litten bereits bei früheren Aufenthalten in der Goldmine an AMS. Die Probanden mit AMS in der Anamnese verloren unter Höhenbedingungen signifikant weniger Flüssigkeit als die übrigen Teilnehmer: 0,39 l ± 0,97 vs. 1,31 l ± 1,9, p = 0,008 und lagerten am 5. Tag sogar mehr Flüssigkeit ein als zu Beginn (0,23 l ± 1,7), während die übrigen ein TBW-Defizit von 1,4 l ± 1,7 aufweisen, p = 0,002.

Bei den Probanden der Gruppe 3 am Elbrus (passiver Aufstieg per Seilbahn von 2000m auf 3800m) zeigt sich ein deutlicher Unterschied in Bezug auf die Aufstiegsgeschwindigkeit im Vergleich zur Gruppe 2 auf dem Engiltschek-Gletscher. Letztere bewältigten zu Fuß mit mehreren Zwischenübernachtungen und geringen Unterschieden der Schlafhöhe von 400 – 500m den Aufstieg von 2500m bis zum Basislager auf 4100m.
Während am Elbrus 14 von 40 Teilnehmer (38%) an AMS erkrankten, gemessen an den Aussagen des Fragebogens, blieben alle Teilnehmer der Gruppe 2 gesund.

Bergsteiger der Gruppe 3, welche im Verlaufe der Höhenexposition an AMS erkrankten, ohne Berücksichtigung des Erkrankungszeitpunktes, wiesen im Vergleich mit gesunden Bergsteigern ohne AMS einen signifikanten Anstieg des TBW von 45.3 l ± 6.2 vs. 43.0 l ± 7.4 am Tag 1 auf 46.4 l ± 7.7 vs. 41.7 l ± 6.7, p = 0.002 am Tag 5. Im Vergleich mit gesunden Teilnehmern, welche einen TBW-Abfall zeigten (ΔTBW -0,6 ± 2,89 l), stieg bei Bergsteigern, die im Verlaufe der Expedition an AMS erkrankten, TBW in den folgenden Tagen signifikant an (ΔTBW + 4,82 ± 4,09 l, p < 0.001).

Bei den Probanden, die am Tag 2 an AMS erkrankten, stieg das TBW signifikant von Tag 1 zum Tag 5 um 4,8 l ± 4,1 (p = 0,00) an, während die übrigen Probanden 0,6 l ± 2,9 einlagerten.

Am Elbrus (Gruppe 3) und am Pik Lenin (Gruppe 4) stieg während der Höhenakklimatisation bei einigen Probanden im Vorfeld des Entstehens der AMS das TBW an. Am Elbrus sind diese Veränderungen nicht signifikant, während am Pik Lenin 3 Probanden, welche am Tag 11 an AMS litten, bereits im Vorfeld signifikant Wasser eingelagert hatten (2,6 l ± 2,2; p = 0,043), während die gesunden Teilnehmer Wasser verloren (-1,8 l ± 2,2).

Dieser Unterschied ist vermutlich durch die deutliche Höhendifferenz zwischen beiden Bergen bedingt (Schlafhöhe Elbrus: 3800-4200m; am Pik Lenin 3500-6100m). Am Pik Lenin wird durch die starke Änderung der Schlafhöhe von 900m (HL 1, 4400m – HL 2, 5300m) bzw. 800m (HL 2, 5300m – HL 3, 6100m) in Höhen zwischen 4400 und 6100m das Auftreten von AMS provoziert.

Am Elbrus wird nach initialer Messung auf 2000m das Schlaflager auf 3800m verlagert und nach 2 Tagen lediglich um 400m von 3800m auf 4200m verändert. In vergleichbarer Höhe ist am Pik Lenin unter den untersuchten Probanden keine AMS aufgetreten, möglicherweise bedingt durch den langwierigen LKW-Transport ins Basislager auf 3500m, der offensichtlich besser verträglich ist als ein schneller Aufstieg mit der Seilbahn.

Die Ergebnisse am Pik Lenin zeigen, daß nach einigen Tagen der Akklimatisation auf einem Höhenniveau bei weiterem Aufstieg auf eine neue Schlafhöhe das TBW kurzzeitig ansteigt, und auf dem nächsten Höhenniveau im Verlaufe einiger Tage nach Akklimatisation erneut abfällt. Diese deutlichen Veränderungen waren jedoch erst in den Hochlagern (5300m und 6100m) zu beobachten, nicht im Basislager auf 3500m. 9 der 20 Probanden gaben während des Höhenaufenthaltes AMS an. Nach jedem Aufstieg in das nächsthöhere Lager stieg der Score an und fiel bereits am 2. Tag auf der gleichen Höhe ab.

Es ergab sich ein signifikanter Unterschied der TBW-Dynamik zwischen Probanden, die im Verlaufe der Expedition an AMS erkrankten (TBW-Anstieg um 2,4 l ± 2,3) und gesunden Probanden, welche von Zeitpunkt 6 zu 8 (4400m Schlafhöhe auf 5300m) Flüssigkeit verloren (-1,6 l ± 0,9), p = 0,009. Der Unterschied der Hydratationsänderung von Meßzeitpunkt 1 zu 8 von −1,4 l bei Gesunden vs. +2,2 l bei AMS-Patienten zeigt ebenso eine Tendenz zur Signifikanz (p = 0,055), wie von Messung 7 (abends nach physisch sehr belastendem aktivem Aufstieg von 4400 auf 5300m) zu Messung 8 (folgender Morgen): -2,3 l bei Gesunden, 2,4 l bei AMS-Patienten, p = 0,074.

Hier wird deutlich, daß das Auftreten der AMS mit dem Anstieg des TBW assoziiert ist. Die in der vorliegenden Studie beobachteten Unterschiede in der TBW-Dynamik zwischen gesunden Probanden, welche in der Regel bei der Akklimatisation Flüssigkeit verlieren, und Probanden mit AMS, welche sowohl am Elbrus als auch am Pik Lenin signifikant mehr Flüssigkeit einlagern als Gesunde, unterstreichen die Aussagen anderer

Autoren, welche ein Defizit in der Flüssigkeitsregulation während der Höhenakklimatisation bei AMS-Kranken beschrieben [2].

Das Kollektiv der Probanden mit statistisch verwertbaren Untersuchungen am Pik Lenin ist mit 20 Personen zahlenmäßig sehr klein. Eine endgültige Aussage über den Wert der Bioimpedanzanalyse zur Vorhersage der Höhenkrankheit konnte daher mit den vorliegenden Resultaten der Untersuchungen unter realen Expeditionsbedingungen trotz positiver Tendenz noch nicht getroffen werden.

Zwecks Ausschaltung der durch die Umweltbedingungen Störfaktoren während der Bergexpeditionen und kürzerer Meßintervalle wurden mehrere Meßreihen in einer Hypoxiekammer durchgeführt. Hier konnte die Dynamik der peripheren und auch transthorakalen Impedanz aufgezeichnet werden, bis hin zur kontinuierlichen Impedanzmessung, wofür ein eigenes Meßgerät entwickelt wurde. Parallel wurden die Probanden echokardiographisch untersucht. Damit konnte eine signifikante Korrelation zwischen TBW und dem rechtsventrikulären Durchmesser DRV analysiert werden. Dieses bedeutet, daß eine hypoxiebedingte Rechtsherzbelastung einen TBW-Anstieg zur Folge hat. Hingegen zwischen TBW und PAP zeigte sich keine signifikante Korrelation. Ein Zusammenhang ergab sich dafür nur in der Eizelfallanalyse, wo 4 Personen einen gleichzeitigen Anstieg von TBW, RVD, PAP und NT-pro-BNP in Zusammenhang mit einem Scorewert > 4 aufwiesen.

Aus methodischen Gründen (siehe unten) wurde gegen Ende der Studie der Parameter TBW nicht mehr betrachtet. Alle weiteren Messungen in der Hypoxiekammer basieren nur noch auf dem Rohwert *Resistance*.

Die Dynamik der peripher gemessenen Resistance wies zum Teil starke periodische Schwankungen auf, vor allem bei Probanden mit AMS-Symptomen. Die Ursache für die Schwankungen konnte im Rahmen dieser Studie nicht geklärt werden. Meßtechnische Gründe konnten durch Mehrfachmessungen ausgeschlossen werden. Möglicherweise spielen hier neuroendokrine Mechanismen eine größere Rolle als die Rechtsherzbelastung durch pulmonale Hypertonie. Bei den nächtlichen peripheren Einzelmessungen der Kontrollgruppe in Normoxie traten teilweise ebenfalls erhebliche Schwankungen der Resistance auf, was diese Aussage stützt, da die Probanden teilweise zur Messung aus dem Schlaf geweckt werden mußten, um die Rückenlage einzunehmen, was notwendig war, um eine einheitliche Lageposition für die Messung zu erreichen. Vorstellbar wäre jedoch auch eine lagebedingte temporäre Rechtsherzbelastung, die zur kurzzeitigen Flüssigkeitsretention in den Extremitäten führt.

Die kontinuierliche periphere Impedanzmessung zeigte in der Kontrollgruppe ebenfalls sehr starke Schwankungen der Resistance, bedingt durch Bewegung der Extremitäten. Bereits durch ein Anwinkeln der Extremität im Schlaf mit Veränderung des Blutflusses veränderte sich die Resistance stark, sodaß eine Überwachung des Probanden in Bezug auf Höhenkrankheit mit peripherer kontinuierlicher Messung nicht sinvoll ist.

Die transthorakale Resistance zeigte, auch in der Kontrollgruppe mit kontinuierlicher Messung, einen vergleichsweise konstanten Verlauf bei geringer, atembedingter Amplitude.

Man erkennt in der Auswertung der in Hypoxie (diskontinuierlich) gewonnenen Meßwerte zunächst einen leichten Anstieg der Resistance von Zeitpunkt 1 (Normoxie) auf 2 (4500m) von 26,5 auf 27,7 Ohm, was mit der erhöhten Atemtiefe zu erklären ist. Nach Anheben der simulierten Höhe auf 5500m ab Zeitpunkt 11 steigt die Resistance atembedingt erneut an. Diese Beobachtung deckt sich mit den Ergebnissen von Singh et al. [9], welcher bei seinen Probanden ebenfalls einen Anstieg der transthorakalen Impedanz unmittelbar nach Beginn der Höhenexposition auf 3658m beobachtete.

Bei den Messungen der transthorakalen Resistance zeigte jedoch nur ein Proband Symptome eines Höhenlungenödems mit vorherigem Abfall der Impedanz und Anstieg von RVD und PAP. Auch diese Beobachtung deckt sich mit den Ergebnissen der Studie von Singh et al. [9], welche einen deutlichen transthorakalen Impedanzabfall bei Probanden mit Frühstadium und Vollbild eines Höhenlungenödems zeigte.

Somit wird die Aussage gestützt, daß die Entstehung eines Höhenlungenödems durch kontinuierliche transthorakale Impedanzmessung frühzeitig diagnostiziert werden kann. Ein plötzlicher Abfall der transthorakal gemessenen Resistance muß als pathologisch im Sinne eines sehr wahrscheinlich auftretenden Lungenödems gewertet werden.

Es müssen jedoch noch weitere Untersuchungen an einem großen Probandenkollektiv mit HAPE in der Anamnese erfolgen, um den Meßbereich für die Diagnosestellung festzulegen.

Zur Diagnostik bei Höhenkrankheit unter Expeditionsbedingungen konnte die BIA sehr sinnvoll eingesetzt werden. Ein Patient am Elbrus mit kälte- und belastungsinduziertem interstitiellem Lungenödem wies einen TBW-Anstieg von 6,7 Litern im Vergleich zum Vortag auf. Weitere ernste Fälle konnten durch optimale Akklimatisationsstrategie in Verbindung mit täglichen Bioimpedanzmessungen weitgehend vermieden werden.

In Einzelfällen wurde ein TBW-Anstieg bei Vorliegen von AMS mit > 7 Scorepunkten schon in Form einer deutlichen Senkung der Impedanz im Vergleich zur vorhergehenden Messung während der Untersuchung im Zelt beobachtet, ohne die Auswertung am Computer abzuwarten. Durch die insgesamt sehr geringe Anzahl der Fälle akuter Höhenkrankheit in den einzelnen Probandengruppen ist die statistische Auswertung bezüglich einer Korrelation zwischen TBW und AMS-score nicht signifikant.

5.1. Schwierigkeiten bei der Durchführung und Auswertung der Messungen:

Trotz der großen Anzahl der in die Studie in 5 verschiedenen Gruppen eingeschlossenen 289 Probanden konnten aus verschiedenen Gründen nicht in allen Probandengruppen signifikante Ergebnisse erzielt werden. Alpinisten konnten nur während der Bergsteigersaison untersucht werden. Pro Meßreihe war es nur möglich, eine beschränkte Anzahl Alpinisten zu untersuchen, da der Zeitaufwand für die komplette Routineuntersuchung einer Bergsteigergruppe ca. 2 Stunden betrug, was den morgendlichen Aufbruch vor einer Tagesetappe erheblich verzögerte. Daher kann ein Untersucher in einer Meßreihe nicht mehr als 13 Personen allein ohne Hilfe betreuen. Zum Teil schieden einige Probanden vor dem Ende der Meßreihe wegen Erkrankungen oder Verletzungen, die eine weitere Teilnahme an der Expedition nicht gestatteten, aus.

Daher erstreckte sich die Datenerhebung aus den Alpinistengruppen über 6 Jahre, danach noch weitere 2 Jahre in der Hypoxiekammer wegen des erheblichen organisatorischen Aufwandes.

Bei der Durchführung der Untersuchungen trat auf den Bergexpeditionen ein erhebliches logistisches Problem auf. Um den prognostischen Effekt der Bioimpedanzanalyse in Bezug auf Höhenkrankeiten zu prüfen, wäre es notwendig gewesen, alle Probanden stets morgens und abends zu untersuchen, da sich die Symptome der AMS, z.B. bedingt durch Ödeme, häufig nachts entwickeln. Allerdings fordert die Bioimpedanzanalyse einen nüchternen und ausgeruhten Zustand des Organismus von mindestens 3 Stunden. Dies ließ sich meist mit dem Expeditionsablauf nicht vereinbaren, da die Bergsteiger bei Ankunft am Lagerplatz größtenteils mit dem Aufstellen der Zelte, sowie der Zubereitung der Abendmahlzeit beschäftigt waren. Nach dem Abendessen folgt in der Regel umgehend die Schlafruhe. Daher wäre es für die erschöpften Bergsteiger keinesfalls zumutbar gewesen, sie zwecks einer Untersuchung noch 3 Stunden wach zu halten. Daher gelang nur an wenigen Zeitpunkten eine abendliche Messung.

Trotz der bereits oben beschriebenen nächtlichen Warmhaltung der Meßgeräte konnte eine Auskühlung der Meßkabel und der Klemmen, vor allem in großen Höhen, nicht verhindert werden, was eine elektrische Widerstandserhöhung zur Folge hat. Allerdings scheint sich die Auskühlung nicht in den Meßergebnissen niederzuschlagen.

Die verhältnismäßig hohe Masse und die Abmessungen des Meßgerätes stellen ein gewisses Hindernis für die reguläre Anwendung auf Bergexpeditionen oder im Arbeitsprozeß, wie z.B. im Bergbau oder bei Rettungseinsätzen in großer Höhe, dar, während dies im stationären Betrieb keine Rolle spielt. In beiden Einsatzbereichen stört die noch erhebliche Dauer der Untersuchung durch das Anbringen und Entfernen der Klebeelektroden und Meßkabel. Aus diesem Grunde wurde ein eigenes Meßgerät zur kontinuierlichen transthorakalen Impedanzmessung entwickelt, was aber erst seit April 2010 zur Verfügung steht.

Bei der Auswertung der Ergebnisse ergaben sich Zweifel an der Validität der errechneten Parameter der Bioimpedanzanalyse. Für die aktuelle Studie spielt das TBW die entscheidende Rolle. Hier zeigte sich teilweise innerhalb weniger Stunden ein Anstieg von > 10 Litern ohne externe Flüssigkeitszufuhr. Es wird daher vermutet, daß das TBW nicht das Gesamtkörperwasser beschreibt. Aus diesem Grunde wurde im Folgenden eine ausschließliche Betrachtung der Rohwerte entschieden. Aufgrund der Vergleichbarkeit mit Studien anderer Autoren entschieden wir uns gegen eine erneute Analyse sämtlicher Meßreihen der Studie, da sowohl die Tendenz des TBW-Anstieges als auch der Resistanceabfall ein eindeutiger Marker für eine Flüssigkeitsretention ist.

Die periphere kontinuierliche Messung erwies sich als sehr artefaktbehaftet, da bereits das unkontrollierte Beugen oder Strecken des

Armes zu erheblichen Widerstandsänderungen führt. Auch bei der transthorakalen Messung kommt es bei unruhigem Schlaf zu Artefakten und lageabhängiger Widerstandsänderung. Als Ursache kann hier jedoch auch die recht provisorische Versuchsanordnung des Prototypen des neuen Meßgerätes. Es wurden aus Kostengründen keine abgeschirmten Kabel und Steckverbindungen genutzt, sondern Krokodilklemmen, die sich bei Bewegung des Probanden trotz sorgfältiger Befestigung verschieben konnten.

Um die Dynamik der Resistance in Normoxie zu prüfen, wäre es hilfreich, Patienten mit Lungenödem mit kontinuierlicher Impedanzmessung zu untersuchen. Da diese Patienten jedoch meist am Überwachungsmonitor angeschlossen sind, das Impedanzmeßgerät aber die EKG-Ableitung stört, sind solche Untersuchungen nicht möglich.

Die Auswertung der Ergebnisse des Fragebogens wurde dadurch erschwert, daß teilweise die Resultate in Frage gestellt werden können: ein Großteil der Minenarbeiter äußerte bei der Untersuchung z.B. Bedenken, daß die Ergebnisse in die Hände der Verwaltung gelangen könnten, was ihren Arbeitsplatz gefährden könnte, weshalb hier auffallend viele Probanden zu Beginn der Höhenexposition „gesund" blieben. In den Alpinistengruppen ließen sich verschiedene Reaktionen unter den Probanden auf die Höhenexposition beobachten. Trotz der Aufforderung, eine ehrliche Antwort einzutragen, verleugneten einige Teilnehmer ihre AMS - Symptome, andere gaben stets möglichst viele Symptome an. Bei Stichproben räumten manche Probanden doch am Ende Symptome wie z.B. Kopfschmerzen ein. Ein weiteres Problem ergab sich aus der laienhaften Interpretation von Symptomen durch die Probanden. In der Überzeugung, das Symptom sei nicht durch die Höhenexposition bedingt, wurde teilweise nicht korrekt geantwortet.

Da sich die Erfassung der Meßwerte und die Auswertung der Arbeit über mehrere Jahre erstreckte, mußte an verschiedenen Computern in verschiedenen Ländern (Deutschland, Kirgistan, Kasachstan, Rußland, Ukraine, Schweiz) und mit verschiedenen Versionen der Computerprogramme SPSS, Words, Excel und anderen gearbeitet werden, was teilweise zu Problemen mit der Kompatibilität führte. Teilweise kam es zu Datenverlust. Daher konnten die Graphiken in dieser Arbeit nicht in einheitlichem Format dargestellt werden.

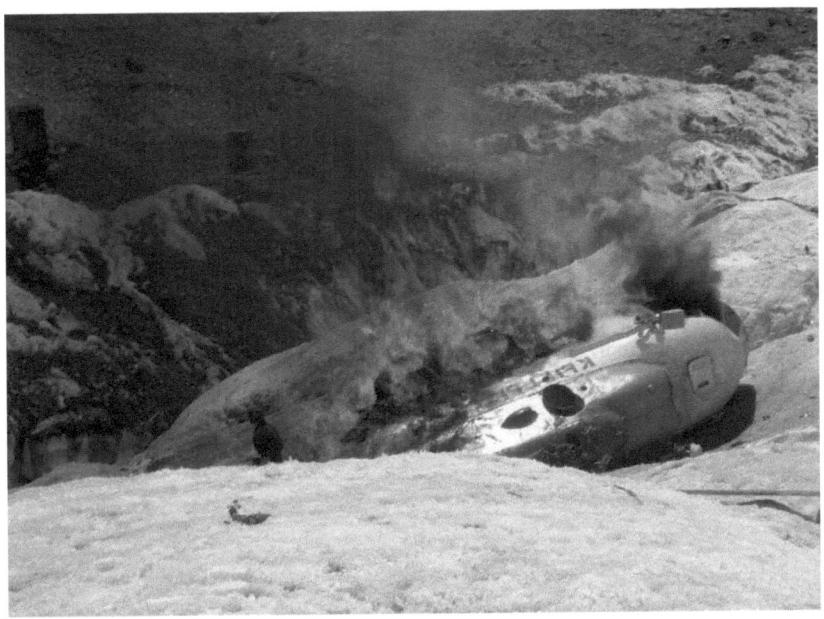

Unser abgestürzter Hubschrauber

6. Zusammenfassung:

Basierend auf früheren Studien anderer Autoren konnten mit unserer Studie erneut die Auswirkungen der Höhenexposition auf den Wasserhaushalt bestätigt werden. Bisherige Studien [5,7,9] fanden in der Regel unter stationären Bedingungen statt, während in unserer Studie die

Probanden sowohl unter stationären Bedingungen als auch unter Expeditionsbedingungen regelmäßig im Verlaufe von bis zu 2 Wochen untersucht wurden.

Singh et al. [9] zeigten 1977 unter stationären Bedingungen einen signifikanten Abfall der transthorakalen Impedanz bei 30 Probanden mit AMS nach Beginn der Höhenexposition auf 3650m bis zum Tag 4. Ein Proband dieser Gruppe entwickelte ein beginnendes Lungenödem. Er zeigte auf Meereshöhe eine Impedanz von 28 Ohm, auf 3650m nach passivem Aufstieg per Hubschrauber 26,4 Ohm. Am dritten Tag bei Lungenödem sank die Impedanz auf 23,3 Ohm. Nach 24h Therapie mit Sauerstoff stieg die Impedanz auf 25,9 Ohm und die Symptomatik verschwand. Nach Stop der Therapie kehrten die Symptome wieder, und die Impedanz sank um 6,6 Ohm. Nach Wiederaufnahme der Sauerstofftherapie stieg die Impedanz auf 27,5 Ohm im Verlauf von 24h und blieb fortan stabil. Ein weiterer Proband entwickelte auf 4300m Höhe ein Vollbild eines HAPE, ebenfalls verbunden mit Abfall der transthorakalen Impedanz.

Bereits damals vermutete Singh, daß durch kontinuierliche Impedanzmessung die Entwicklung eines Höhenlungenödems frühzeitig diagnostiziert werden kann.

Die Ergebnisse der Einzelfallbetrachtung in der vorliegenden Studie decken sich mit Singhs Beobachtungen.

Das Ziel der Studie, den prädiktiven Effekt der BIA mit signifikanten Ergebnissen nachzuweisen, konnte nur bei Messungen in extremer Höhe am Pik Lenin erreicht werden. Auch in der Einzelfallbetrachtung der Probanden in der Hypoxiekammer erkennt man eine zeitliche Korrelation der Impedanzänderung mit der Dynamik kardialer Parameter und dem Ansteigen des Symptomscores. Aufgrund der geringen Probandenanzahl

ist hier jedoch eine Bestätigung mit einem größeren Probandenkollektiv nötig.
Eindeutig zeigt sich jedoch der diagnostische Wert der BIA, konnten wir doch die Dynamik des Wasserhaushaltes im Verlauf der Akklimatisation zum Teil signifikant nachvollziehen:

- Verlust von TBW im Verlauf des Höhenaufenthalt insgesamt (signifikant)
- Anstieg des TBW nach dem Anstieg auf eine neue Schlafhöhe oder nach starker physischer Belastung
- stärkere Flüssigkeitsretention bei Probanden mit AMS-Symptomen (signifikant)
- signifikante Korrelation des peripher analysierten TBW mit dem rechtsventrikulären Durchmesser als Zeichen einer Rechtsherzbelastung während akuter Hypoxieexposition
- in Einzelfallanalyse zeitliche Korrelation von peripher analysiertem TBW-, PAP-, RVD- und NT-pro-BNP-Anstieg mit AMS-Symptomatik
- in Einzelfallanalyse Absinken der transthorakalen Resistance vor Auftreten eines Höhenlungenödems mit PAP- und RVD-Anstieg

Das hauptsächliche Ergebnis stellt jedoch, obwohl nicht primär in dieser Studie betrachtet, die Tatsache dar, daß die Aufstiegsgeschwindigkeit die wichtigste Rolle bei der Vermeidung der Höhenkrankheit spielt. Probanden, welche die empfohlene Aufstiegsgeschwindigkeit (bezüglich Schlafhöhe) von maximal 500 m pro Tag einhielten, erkrankten nicht an akuter Höhenkrankheit.
Trotz aller technischen, medizinischen und pharmazeutischen Fortschritte müssen wir den Bergen mit der nötigen Ehrfurcht begegnen, um uns in der Höhe keiner unnötigen Gefährdung auszusetzen.

Ausblick:

Aufgrund der beschriebenen logistischen Schwierigkeiten einer zentralen Impedanzmessung bei Expeditionen und im Arbeitsprozeß wurde inzwischen ein neues Meßgerät für die kontinuierlichen Impedanzmessung entwickelt. Wegen deutlicher Zweifel an der Validität des errechneten Parameters TBW werden nur noch die Rohwerte wie Resistance, Reactance und Phasenwinkel berücksichtigt.

Es sind für die Zukunft weitere Meßreihen geplant an einem größeren Probandenkollektiv mit HAPE-Anamnese, zwecks Überprüfung der sich in der vorliegenden Untersuchung sich abzeichnenden Effekte der möglichen Prädiktion des Höhenlungenödems mit Hilfe kontinuierlicher transthorakaler Impedanzmessung. Aufgrund des hohen logistischen und finanziellen Aufwandes müssen mehrere Studien gleichzeitig geplant werden, um eine hohe Effizienz zu erreichen. Der Zeitpunkt steht daher noch nicht fest. Konkretere Aussagen lassen sich aufgrund des heutigen Standes der Technik noch nicht treffen.

Das neue Gerät muß im Weiteren noch in Gewicht und Abmessungen und vor allem artefaktarmer Messung auf die Anforderungen der Praxis abgestimmt werden. Es wird hypoxieexponierte Personen auf eine Flüssigkeitsretention mit der Gefahr der Entstehung eines Lungenödems frühzeitig durch einen Alarmton hinweisen. Danach kann das persönliche Verhalten angepaßt (Aufstiegsstrategie, Arbeitsbelastung) bzw. eine eventuelle medikamentöse Therapie eingeleitet werden.

Denkbar wäre ebenfalls ein Einsatz auf Intensivstation zur Überwachung von Patienten mit Lungenödem. Dazu muß aber die Technik abgestimmt werden, da die Impedanzmessung die EKG-Ableitung am Überwachungsmonitor stört. Entsprechende Entwürfe für dieses Einsatzgebiet sind bereits von anderen Autoren patentiert worden.

7. Literaturverzeichnis:

[1] Hornbein TF, Schoene RB: High Altitude, An Exploration of Human Adaptation. Marcel Dekker Inc., New York - Basel, 2001

[2] Berghold F, Schaffert W: Lehrskriptum der Österreichischen Gesellschaft für Alpinmedizin. Graz, 2006

[3] Gunga HC et al: AMAS 2000 – Körperzusammensetzung und Ödembildung bei moderater Höhenexposition.
Jahrbuch Österr. Ges. für Alpin- u. Höhenmedizin, Innsbruck, 2000, S. 53-70

[4] Fusch C et al (1996) Water turnover and body composition during long-term exposure to high altitude (4900-7600m). J Appl Physiol 80:1118-1125

[5] Westerterp K R et al (1996) Water balance and acute mountain sickness before and after arrival at high altitude of 4350 m. J Appl Physiol 80:1968-1972

[6] Westerterp K R (2001) Energy and Water Balance at High Altitude.
News Physiol Sci 16:134-137

[7] Gunga H C et al (1995) Fluid distribution and tissue thickness changes in 29 men during one week at moderate altitude (2315 m).
Eur J Appl Physiol 70:1-5

[8] Ward MP et al: High Altitude Medicine and Physiology, Chapman and Hall Medical, 2nd edition, New York, 1995

[9] Singh R Hoon et al (1977) Changes in transthoracic electrical impedance at high altitude. Br Heart J 39(1):61-6

[10] Kushner R, Schoeller DA (1986) Estimations of total body water by bioelectrical impedance analysis. Am J Clin Nutr 44:417-424

[11] Kayser B et al (1993) Body composition and maximum alactic anaerobic performance during a one month stay at high altitude.
Intern J Sports Med 14:244-247

[12] Krzywicki HJ et al (1971) Water metabolism in humans during acute high-altitude exposure (4300m). J Appl Physiol 30:806-809

[13] Gunga HC et al (1997) Erythropoietin and central venous pressure in high altitude shift workers. Acta Andina 6:178-189

[14] Hannon JP et al (1969) Effects of acute high altitude exposure on body fluids. Fed Proc 28:1178-1184

[15] Milledge JS (1992) Salt and water control at altitude.
Int J Sports Med 13:61-63

[16] Jain M, Sznajder JI (2005) Effects of Hypoxia on the alveolar epithelium. The proceeding of the Am Thor Soc 2:202-205

[17] Gauer OH, Henry JP (1963) Circulatory basis of fluid volume control.
Physiol Rev 43:423-481

[18] Gauer OH et al (1970) The regulation of extracellular fluid volume.
Ann Rev Physiol 32:547-595

[19] Gunga HC et al (1994) Fluid recruitment from shell tissues of the body during haemodialysis. Neprol Dial Transplant 9:1288-1291

[20] Kirsch K: Pathophysiologie des interstitiellen Raumes. In: Rieger H, Schopp W (Hrsg): Klinische Angiologie. Springer, Berlin, 1998, S. 755-762

[21] Wiederhielm C A: The interstitial space. In: Fung Y.C., Perone N., Anliker M. (eds). Biomechanics: 1st foundation and objectives. Prentice-Hall, Englewood Cliffs/NJ, 1972, pp. 273-286

[22] Haljamane H et al (1975) Comparative analysis of capsular fluid and interstitial fluid. Am J Physiol 227:1199-1205

[23] Brace RA, Guyton AC (1979) Interstitial fluid pressure: capsula, free fluid, gel fluid and gel absorption pressure in subcutaneous tissue.
Microvasc Rs 18:217-228

[24] Brace RA (1981) Progress toward resolving the controversy of positive vs. negative interstitial fluid pressure. Circ Res 49:281-297

[25] Lewis DM et al: Increased capillary permeability in acute mountain sickness (AMS). In: Stutton et al: Hypoxia and the Brain, Proceedings of the 9th International Hypoxia Symposium at Lake Louise, Canada, 1995, p. 329

[26] Gunga HC (1996) Shift working in the Chilean Andes (> 3600 m) and ist influence on erythropoietin and the low pressure system.
J Appl Physiol 81:846-852

[27] Landis EM, Pappenheimer JR: Exchange of substances through the capillary walls. In: Hamilton WF (ed), American Physiological Society, Washington, Handbook of Physiology, Section 2, Circulation, Vol. II, 1963, pp. 961-1034

[28] Guyton AC (1965) Interstitial fluid pressure. II. Pressure-volume curves of interstitial space. Circ Res 16:452-460

[29] Reed RK (1981) Interstitial fluid volume, colloid osmotic and hydrostatic pressures in rat skeletal muscle. Effect of hypoproteinemia.
Acta Physiol Scand 112:141-147

[30] Noddeland H et al (1982) Interstitial fluid colloid osmotic and hydrostatic pressures in subcutaneous tissue of patients with nephritic syndrome.
Scand J Clin Lab Invest 42:139-146

[31] Suzuki S et al (1999) Effects of intraalveolar oxygen concentration on alveolar fluid absorption and metabolism in isolated rat lungs.
Respir Pysiol 115:325-332

[32] Ouddir A et al (1999) Hypoxia upregulates activity and expression of the glucose transporter GLUT1 in alveolar epithelial cells.
Am J Respir Cell Mol Biol 21:710-718

[33] Pham I et al (2002) Hypoxia upregulates VEGF expression in alveolar

epithelial cells in vitro and in vivo.
Am J Physiol Lung Cell Mol Physiol 283:L1133-L1142

[34] Hultgren et al (1964) Physiologic Studies of pulmonary edema at High altitude. Circulation 29:393-408

[35] Maggiorini et al (1998) HAPE is not a high permeability edema but an hydrostatic pulmonary edema. Eur Resp J 12:456

[36] Hackett et al (1998) HACE evaluated with magnetic resonance imaging. JAMA 280:1920-1925

[37] Jafarian (2007) Freisetzung von Neuromodulatoren in Hypoxie: Ann Neurol 62:273-277

[38] DATA-INPUT: Beschreibung der Methode BIA, Darmstadt, 2002

[39] Hacket et al (2001) High-Altitude Illnesses, Current concepts. N Engl J Med Vol. 345, N 2 July 12

8. Thesen

1. Änderungen im Flüssigkeitshaushalt des menschlichen Organismus in Form von Hirn-, Lungen- oder peripheren Ödemen können durch akute oder chronische Hypoxie hervorgerufen werden, was zur akuten Höhenkrankheit führen kann.

2. Körperliche Belastung führt zu erhöhtem pulmonalarteriellem Druck. Belastung unter hypoxischen Bedingungen erhöht das Risiko für ein Höhenlungenödem.

3. Die bioelektrische Impedanzanalyse, BIA, ist ein Verfahren zur Messung des elektrischen Widerstandes gegen Wechselstrom im Körpergewebe. Aus den Meßwerten des ohmschen Widerstandes, des kapazitiven Widerstandes und des Phasenwinkels lassen sich das Gesamtkörperwasser, das extrazelluläre und intrazelluläre Wasser errechnen.

4. Im Verlauf der Studie ergaben sich erhebliche Schwankungen der errechneten Werte, so daß angezweifelt werden muß, ob der Parameter TBW wirklich das Gesamtkörperwasser darstellt.

5. Mit Hilfe der bioelektrischen Impedanzanalyse können Flüssigkeitsverschiebungen im menschlichen Organismus detektiert werden, was bereits durch andere Autoren beschrieben wurde. In der vorliegenden Studie werden diese Ergebnisse bestätigt.

6. Die bioelektrische Impedanzanalyse zeigt Flüssigkeitsverschiebungen bereits vor dem Auftreten von Symptomen an. Sie ist daher zur Früherkennung der Höhenkrankheiten, insbesondere des Höhenlungenödems, geeignet.

7. Für die Früherkennung der Höhenkrankheit ist eine kontinuierliche Impedanzmessung erforderlich. Eine passende technische Lösung existiert bisher noch nicht. Im Rahmen dieser Arbeit wurde ein Gerät entwickelt und zum Patent angemeldet.

8. Die kontinuierliche periphere Impedanzmessung zeigt extreme Schwankungen der Meßwerte in Abhängigkeit der Lage der Extremitäten. Bei transthorakaler Messung fallen die Schwankungen sehr gering aus. Für die kontinuierliche Impedanzmessung kommt daher nur eine transthorakale Messung in Frage.

9. Bei akuter Hypoxieexposition kann echokardiographisch eine zunehmende Trikuspidalklappeninsuffizienz, eine Vergrößerung des rechten Ventrikels, sowie laborchemisch ein Anstieg des NT-pro-BNP beobachtet werden, was für eine steigende Rechtsherzbelastung spricht.

10. Bisher existierte auf Tieflandniveau noch kein Untersuchungsverfahren zur sicheren Einschätzung des Risikos für das Auftreten der akuten Höhenkrankheit im Gebirge. Die sinnvollste Kombination mit vertretbarem technischen Aufwand ist die Echokardiographie mit kontinuierlicher Bioimpedanzmessung und Pulsoxymetrie in einer Hypoxiekammer.

Danksagung:

Ich möchte mich herzlich bedanken bei den Betreuern und Koautoren dieser Arbeit für die Unterstützung, das Vertrauen und die jahrelange Geduld:

Prof. Bernd Osten, Martin-Luther-Universität Halle-Wittenberg
Dr. Peter Saile, Halle
PD Dr. Wolfgang Schütte, Krankenhaus Martha-Maria, Halle
Prof. Nurlan Brimkulov, Bischkek (Kirgistan)
Natalya Larionova, Moskau (Rußland)
Prof. Ibragim Sabirov, Bischkek (Kirgistan)
Dr. Denis Vinnikov, Bischkek (Kirgistan)
Ethikkommission der Martin-Luther-Universität Halle-Wittenberg

Allen teilnehmenden Probanden sei herzlich gedankt für die Geduld bei der Teilnahme an den besonders unter eisigen Hochgebirgsbedingungen teilweise sehr unangenehmen Untersuchungen.
Die Studie wäre nicht möglich gewesen ohne die materielle oder logistische Unterstützung folgender Firmen und Organisationen:

- Data-Input (Darmstadt), BIA-Gerät
- Juwell-medical (München), BIA-Gerät
- Bodystat (Großbritannien), BIA-Gerät
- LOXYMED Jena, Durchführung der Hypoxiekammerstudie
- TOSHIBA-Deutschland, Vertretg. Waldheim, Echokardiographiegerät
- Laborgemeinschaft Dessau/Halle, NT-pro-BNP-Untersuchung
- Reimer-Reisen Halle, Flugtickets/Visa, logistische Unterstützung
- Treckingagentur „Tien-Shan-Travel", Kirgistan, logistische und alpine Unterstützung

- Alpinclub „Climbing", Krasnodar, Rußland, logistische und alpine Unterstützung
- Deutscher Alpenverein, Sektion Halle, Hilfe bei Formalitäten
- Redaktion PANORAMA (Dt. Alpenverein, DAV), Hilfe bei Probandensuche
- ORTOVOX München, Bereitstellung von Lawinenausrüstung
- Dt. Gesellschaft für Berg- und Expeditionsmedizin BEXMED, Forschungspreis 2007

Ganz besonders möchte ich mich jedoch bei meiner Familie bedanken, die ständig bereit war, mir moralische und materielle Hilfe zu geben. Gleiches gilt für Familie Sadybakunow in Kirgisien, die über den langen Zeitraum zu meiner zweiten Familie wurde.

Auch meinen Schutzengel möchte ich nicht vergessen, der mich zahlreiche Unfälle in Kirgistan überleben ließ, wie z.B. einen Absturz in den Bergen und einen Hubschrauberabsturz.

Überschattet wurde die Arbeit vom Tod meines damals besten Freundes, Christian Podhaisky, der mich an das alpine Bergsteigen und an Reisen auf dem Gebiet der ehemaligen Sowjetunion herangeführt hatte. Er kam 2003 auf unserer ersten gemeinsamen Expedition nach der Besteigung des Ostgipfels des Pik Pobeda ums Leben.

Ich beschloß damals, die Arbeit in stetem Gedenken an ihn weiter zu führen, da er von Anfang an von diesem Projekt begeistert war und mir bei der Durchführung helfen wollte.

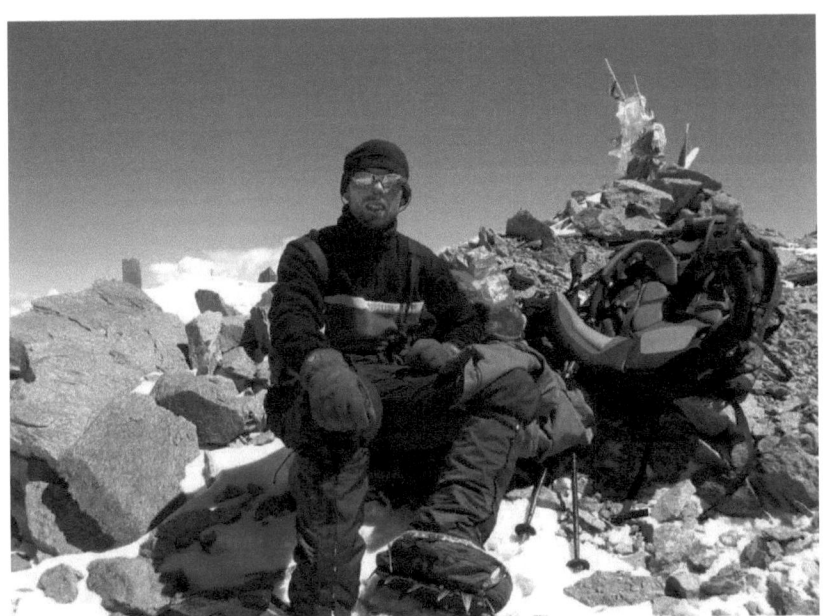
Gipfelfoto auf dem Pik Lenin, 7134m

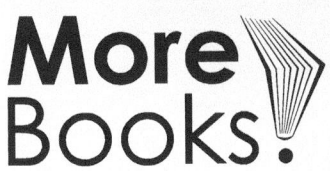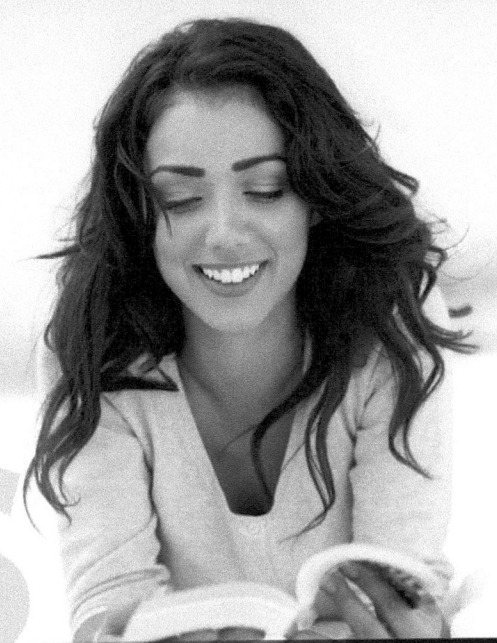

i want morebooks!

Buy your books fast and straightforward online - at one of world's fastest growing online book stores! Environmentally sound due to Print-on-Demand technologies.

Buy your books online at
www.get-morebooks.com

Kaufen Sie Ihre Bücher schnell und unkompliziert online – auf einer der am schnellsten wachsenden Buchhandelsplattformen weltweit! Dank Print-On-Demand umwelt- und ressourcenschonend produziert.

Bücher schneller online kaufen
www.morebooks.de

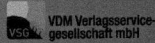 VDM Verlagsservicegesellschaft mbH
Heinrich-Böcking-Str. 6-8   Telefon: +49 681 3720 174   info@vdm-vsg.de
D - 66121 Saarbrücken   Telefax: +49 681 3720 1749   www.vdm-vsg.de

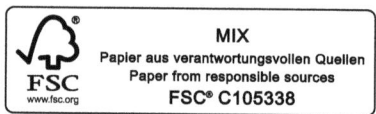

Printed by Books on Demand GmbH, Norderstedt / Germany